MICHEL ODENT

Erfahrungen mit der sanften Geburt

Mit einer Einleitung
von Sheila Kitzinger

KÖSEL

Übersetzung aus dem Englischen: Inge Wacker, Magnetsried. Die Originalausgabe erschien unter dem Titel »Birth Reborn«. This translation published by arrangement with Pantheon Books, a division of Random House, Inc., New York.

Für meine Mutter, zu ihrem achtundachtzigsten Geburtstag

CIP-Kurztitelaufnahme der Deutschen Bibliothek

Odent, Michel
Erfahrungen mit der sanften Geburt / Michel Odent.
Mit e. Einl. von Sheila Kitzinger. [Übers. aus d. Engl.: Inge Wacker].
– München: Kösel, 1986.
Einheitssacht.: Birth reborn ‹dt.›
ISBN 3-466-34152-3

Satz: Utesch Satztechnik GmbH, Hamburg.
Druck und Bindung: Kösel, Kempten.
Umschlag: Günther Oberhauser, München, nach dem Umschlag der Originalausgabe.
ISBN 3-466-34152-3

Inhalt

Einleitung

von Sheila Kitzinger

Sie liegen da wie gestrandete Wale, große, wogende Fleischberge, bewegungsunfähig gemacht und auf schmalen Tischen dem gleißenden Licht ausgeliefert. Jede der vier Frauen ist von der nächsten nur durch einen Vorhang getrennt. Zwischen ihren Beinen schaut ein Kabel heraus. Es führt zu einem Apparat mit einem grünen Blinklicht. Dort wird ein langer Papierstreifen ausgespuckt, der sich mit der Zeit in immer größeren Schleifen auf dem Boden ansammelt. Mit dem Apparat ist noch ein weiteres Kabel verbunden, das den Druck der Gebärmutter anzeigt, durch andere gezackte Linien auf dem Papier. »Liegen Sie still«, wird den Frauen gesagt, »jede Bewegung stört die Aufzeichnungen des Wehenschreibers.«

Sie können sich auch gar nicht bewegen. Keine von ihnen spürt vom Bauch abwärts bis zu den Füßen etwas. An einer ihrer Schultern ist mit Pflaster der Epiduralkatheter befestigt, durch den das Betäubungsmittel injiziert werden kann, wenn die Empfindung wiederkehrt. Eine Schwester geht schweigend von einer Frau zur nächsten und überprüft die Apparate. Eine der Frauen fragt, ob sie etwas zu trinken bekommen könne, ihr Mund sei sehr trocken. »Tut mir leid, Sie dürfen nichts zu sich nehmen.« Die Schwester runzelt über irgend etwas in den Aufzeichnungen die Stirn und wendet sich dem nächsten Apparat zu.

Schauplatz ist eine Klinik in Deutschland, doch könnte sich diese Szene auf jeder modernen Entbindungsstation abspielen, die mit all den technologischen Hilfsmitteln ausgerüstet ist, um deren Anwendung die Geburtshelfer miteinander wetteifern. Plötzlich erinnern die Frauen mich nicht mehr so sehr an Wale, sondern vielmehr an angebundene Kühe in einer elektronischen Melkanlage des Raumzeitalters, an Kühe, die möglichst wenig Platz einnehmen, möglichst wenig Unannehmlichkeiten bereiten. Die Geburt jedes Kindes wird aktiv geleitet und vorangetrieben, gemessen und detailliert aufgezeichnet. »Das ist beruhigend«, meint eine Frau, »es gibt mir ein Gefühl der Sicherheit.« Das ist das einzige Gefühl, das sie nach der Entbindung des Babys beschreibt – sich sicher zu fühlen und »erleichtert« über die Geburt zu sein.

Wieder steht eine Frau kurz vor der Geburt, diesmal in Frankreich. Sie befindet sich in einem kleinen Raum mit gedämpftem Licht, die Hebamme und ihr Mann sind ganz nahe bei ihr und unterstützen sie. Auf einem niedrigen Podest, das eine Ecke des Raumes einnimmt, hat sie sich niedergelassen. Es ist von einem Berg Kissen bedeckt. Doch sie hat sich für die Hockstellung entschieden, ihr Mann ist hinter ihr und hält sie. Es geht alles sehr ruhig vor sich. Es gibt keine tickenden oder piependen Apparate, keine Alarmglocken ertönen. Es wird leise gesprochen. Die übliche Betriebsamkeit einer Klinik fehlt hier, die Telefone sind leisegestellt, es sind keine hastigen Schritte zu hören. Es handelt sich um die Entbindungsstation, auf der Michel Odent arbeitet.

Bis jetzt ist die Frau umhergegangen, wollte in aufrechter Haltung bleiben. Nur wenn eine Wehe kam, blieb sie stehen und ließ sich von ihrem Mann stützen. Doch jetzt beginnt die Austreibungsphase, und sie hat das Bedürfnis, in die Knie zu gehen, um das schwere Gewicht, dessen Druck sie in sich spürt, nach unten sinken zu lassen. Dabei wird das ganze Gewebe ihrer Scheide wie bei einem Akkordeon immer weiter aufgefächert und entfaltet sich mehr und mehr, damit der Kopf des Babys leichter hindurchgleiten kann.

Sie ist ganz und gar eins mit diesem Erleben. Nichts anderes zählt mehr. Nichts dringt von außen auf sie ein. Es ist, als wäre sie ganz in sich. Sie weiß genau, was zu tun ist und braucht keine Anweisungen, weil sie sich völlig im Einklang mit ihrem Körper und der Energie befindet, die ihn in großen Wellen mit dem Drang durchfließt, das Baby nach unten zu schieben. Die Hebamme wartet, ihre Hände sind ganz ruhig. Gelegentlich flüstert sie: »Gut, sehr gut.« Plötzlich läßt die Frau ein langes tiefes Stöhnen heraus, und der Kopf des Babys ist zu sehen. Die Hebamme wartet immer noch ab. Und mit der nächsten Wehe gibt die Frau einen Schrei von sich, der ein Ausdruck von Staunen und Freude, Schmerz und Triumph – und vielleicht auch von Ekstase – zu sein scheint, alles zusammen in einem großen Laut. Der Kopf des Babys gleitet heraus, und dann folgt der ganze Körper nach und gleitet auf das Tuch, das unter ihm ausgebreitet wurde. Die

Mutter schaut sofort nach unten, umfängt ihr Baby und legt es an ihre Brust: »Ich kann es nicht fassen! Es ist unglaublich! Weine nicht, mein Kleines! Mein Baby! Mein Baby! Wie wunderbar! Unglaublich!« ruft sie immer wieder mit leuchtenden Augen, in denen Tränen stehen. Sie lacht und weint gleichzeitig, sie liegt in den Armen ihres Mannes, und er küßt sie. Niemand stört sie. Er küßt den Fuß des Babys und dann wieder seine Frau. Auch er weint vor Freude und Staunen. So erleben manche Frauen die Geburt. So *kann* Geburt sein.

Ich lernte Michel Odent im Jahre 1977 im Anschluß an einen Vortrag kennen, den ich auf einer internationalen Gynäkologentagung gehalten hatte. Ich hatte gesagt: »Die richtige Atmosphäre für eine Geburt entspricht genau der für einen Liebesakt.« Daraufhin erhielt ich von ihm eine Notiz, die lautete: »Ich bin ganz Ihrer Meinung. Schauen Sie sich an, was wir in Pithiviers machen.« Zu der Zeit hatte ich mich zum Schreiben in ein altes Haus im Wald von Fontainebleu zurückgezogen. Pithiviers war nur eine halbe Stunde von dort entfernt. Diesem glücklichen Umstand ist es zu verdanken, daß ich Michel Odent kennenlernte und die Überzeugung gewann, daß mehr Frauen überall auf der Welt von seiner Tätigkeit erfahren sollten. Hier war ein Mann, der nicht einfach geburtshilfliche Choreographie betrieb, sondern teilhatte an dem, was die Frauen selbst erlebten, und der *auf ihrer Seite* war.

Für einen Geburtshelfer ist die Versuchung groß, die Inszenierung des Geburtsschauspiels zu übernehmen. Die »aktive Geburtsleitung« ist sehr in Mode, und in den Augen seiner Kollegen ist der Geburtshelfer erfolgreich, der die Fähigkeit hat, die Geburt zu lenken und in einen bestimmten Ablauf einzupassen. Die Frau ist dabei passiv. Sie ist die ihrer körperlichen Bewegungsfreiheit beraubte Patientin. Inbegriff dieser Hilflosigkeit ist die Rückenlage, bei der ihre hochgestreckten Beine in Halterungen liegen. Diese Lage dient ganz klar der Bequemlichkeit des Geburtshelfers und nicht der Frau, die das Kind bekommt. Viele Frauen empfinden es als schmerzhaft und beängstigend, das Baby in den »luftleeren Raum« hinauszuschieben, während sie auf einem schmalen Tisch liegen.

Michel Odent bietet eine Geburtsumgebung, in der die Frau auf *ihre* Weise agieren kann. Alles ist möglich. Wenn sie schreien möchte, schreit sie. Wenn sie die Wehenzeit in einem dunklen Raum verbringen oder ihre Kinder bei sich haben, umherlaufen oder in einem Schwimmbecken entspannen möchte, dann wird sie ermuntert, all das zu tun. Die meisten Frauen entscheiden sich spontan für die aufrechte Haltung bei der Geburt, wobei ihre Füße fest am Boden stehen und ihr Körper vom Arzt, der Hebamme oder ihrer Begleitperson abgestützt wird. Das Baby gleitet nach unten zum Boden, und die Mutter bekommt es sofort zu Gesicht, ohne daß jemand es ihr zu übergeben braucht.

Auch nach der Geburt legt Michel Odent sehr viel Wert darauf, daß die Mutter selbst die Initiative übernimmt. Hierin unterscheidet er sich von Frédérick Leboyer, von dem er viele Anregungen übernommen hat, zum Beispiel das Bad des Neugeborenen. In Leboyers Geburtsfilm liegt die Mutter auf dem Rücken, der Arzt nimmt das Baby in Empfang und massiert es auf ihrem Bauch oder hält es getrennt von ihr beim Baderitual in seinen Händen. Sie mag zwar die Hand ausstrecken, offenbar in dem starken Wunsch, ihr Baby anzufassen, doch gehört das nicht zu Leboyers Konzept. Er konzentriert sich ganz und gar auf das Neugeborene. Die Beziehung zwischen Mutter und Baby ist zweitrangig, etwas, das sich später einstellen muß. Im Gegensatz dazu hat eine Frau unter Michel Odents Betreuung eine sehr viel aktivere Rolle. *Sie* bringt das Kind zu Welt. Gewöhnlich berührt die Mutter als erste ihr Kind – und beim Baden hält sie zusammen mit dem Vater das Baby in einer Wanne, die zwischen ihren Beinen steht. In Pithiviers ist jeder, der bei der Geburt dabei ist, für die Frau da, die das Kind bekommt, und schenkt ihr alle Aufmerksamkeit und Zuwendung.

Das Bemerkenswerte an Michel Odent ist, daß er bereit ist, von den Frauen zu lernen, für einen Geburtshelfer eine sehr seltene Eigenschaft. Da ist nicht noch ein Mann, der den Frauen sagt, was sie tun sollen, noch ein Geburtshelfer, der den Frauen Anweisungen hinsichtlich ihrer Aufgabe bei der Geburt gibt. Michel Odent schlägt andere Töne an. Er möchte für die Frauen da sein, die sich die Geburt als eine persönliche, intime und zutiefst schöpferische Aufgabe wünschen. Er bietet keine schnellen Wunderlösungen an, sondern beschäftigt sich damit, herauszufinden, in welcher Umgebung eine Frau nicht in erster Linie als Patientin, kontrahierende Gebärmutter und Geburtskanal oder als komplizierte Gebärmaschine gilt, sondern sie *selbst* sein kann.

Gewöhnlich geht das nur, wenn eine Frau an einem Ort gebären kann, der ihrem Einfluß unterliegt: bei ihr daheim, wo der Arzt – falls einer dabei ist – und die Hebamme *Gäste* sind. In der Klinik kommt es dazu normalerweise bestimmt nicht. Unsere wesentlichen Geburtspraktiken haben viele Blockaden geschaffen, die uns daran hindern, »unseren natürlichen Regungen zu folgen«, und sie haben die Sexualität aus dem Geburtsgeschehen ausgegrenzt. Geburtshilfliche Eingriffe beginnen bei routinemäßiger Klinikbehandlung wie Abrasieren der Schamhaare und Einlauf und reichen über das Sprengen der Fruchtblase, den Wehentropf, elektronische Herztonüberwachung bis zu Medikamenten, die benommen und stumpf machen, desorientierend wirken, Halluzinationen hervorrufen, Gedächtnislücken entstehen lassen und biochemische Veränderungen bewirken. Zudem wird die Sauerstoffversorgung des Babys verringert, so daß es als schlaffes, schläfriges Bündel mit Kopfschmerzen zur Welt kommt und nicht als großäugiges, suchendes, lernbegieriges Geschöpf.

Es wird jetzt begrüßt, wenn Väter bei der Geburt dabei sind, doch in unserer Gesellschaft ist die liebevolle, leidenschaftliche Teilnahme, die ein Mann empfinden kann, wenn er vollkommen am Geburtsgeschehen beteiligt ist und nicht in die Rolle eines »Voyeurs« verwiesen wird, zur Farce geworden. Die Begleitperson, die eine Frau zur Geburt mitgebracht hat, wird vielleicht herzlich willkommen geheißen, doch nur, *solange* sie sich völlig zurückhält, Routinemaßnahmen nicht in Frage stellt und hinausgeht, sobald sie dazu aufgefordert wird. Die Hauptaufgabe der Begleitperson scheint heute bei vielen Geburten darin zu bestehen, den Wehenschreiber im Auge zu behalten, um der Frau bei der Geburtsarbeit sagen zu können, wann die nächste Wehe beginnt. Die inszenierte häusliche Atmosphäre vieler Klinikgeburtszimmer ist angenehm und bequem, was ein bedeutender Fortschritt gegenüber dem üblichen Kreißsaal ist, doch entspricht sie auch nicht annähernd der häuslichen Umgebung. Meine fünf Töchter sind zu Hause geboren, und ich bin immer noch etwas überrascht, wenn Frauen sich begeistert über ihre Erfahrung im Klinikgeburtszimmer äußern und sagen: »... und ich *durfte*...«, »der Arzt *ermunterte* mich...«, »sie *ließen* meinen Mann...«

Das könnte man natürlich auch über Pithiviers sagen, letztendlich obliegt die Autorität in Pithiviers ebenfalls dem Klinikpersonal. Doch außergewöhnlich ist dort, daß Michel Odent die Macht an die Frauen abgegeben hat. Eine Geste, die für mich sehr charakteristisch an Michel ist, verdeutlicht das: er lächelt mit leuchtenden Augen, zuckt die Schultern und fragt: »Warum nicht?«. Wenn Frauen wissen möchten, ob sie etwas Bestimmtes tun können und seine Zustimmung haben, dann reagiert er so, wie bei allem, was für die meisten anderen Ärzte unzumutbar oder abwegig wäre: »Warum nicht?«

Etwas, was die meisten Schwangeren heute erwarten, hat er nicht zu bieten: schmerzstillende Medikamente. Wenn eine Frau sich in seiner Klinik anmeldet, besteht die stillschweigende Vereinbarung mit ihm, daß sie bei einer normal verlaufenden Geburt keine Schmerzmittel, doch ansonsten von ihm alles Erdenkliche bekommt, um ihr dabei zu helfen, mit ihrem Körper *zusammenzuarbeiten,* anstatt gegen ihn anzukämpfen oder ihm auszuweichen. An diesem Punkt werden vielleicht einige stutzen und sein Engagement für die natürliche Geburt und die Macht, die ein Geburtshelfer über eine Frau bei der Geburt hat, in Frage stellen. Wenn eine Frau wirklich die Wahl haben soll, bezieht sich das dann nicht auch darauf? Gehört es nicht zu den Grundrechten des Menschen, bei Schmerzen Medikamente zu bekommen? In Schweden sind Frauen dieser Meinung, und vom schwedischen Parlament ist ein Gesetz verabschiedet worden, das allen bei der Geburt völlige Schmerzlinderung gewährleistet. Die Folge davon ist, daß eine Frau vielleicht mit Dolantin anfängt (um den Wehen die Spitze zu nehmen und etwas schläfrig zu werden), mit einer Epiduralanästhesie weitermacht (durch die sie von der Taille abwärts nichts mehr spürt), um dann, da die Epiduralanästhesie in der Austreibungsphase abklingt, einen Pudendusblock zu bekommen, wodurch der Scheidenausgang völlig betäubt wird.

Durch diese Wahlmöglichkeit für Frauen würde sich die gesamte Atmosphäre auf Michel Odents Station verändern. Die Hebammen, die den Frauen ihre ungeteilte Aufmerksamkeit schenken können, müßten sie zwischen den Frauen und den Apparaten aufteilen. Wenn die Epiduralanästhesie, die wirksamste Art pharmakologischer Schmerzbetäubung, eingeführt würde, dann spräche auch sehr viel für die Einführung der elektronischen Herzton-Wehen-Überwachung. Wenn auf irgendeine Weise in die körperlichen Abläufe eingegriffen wird, zieht das Eingriffe anderer Art nach sich. Und wenn die Empfindung ausgeschaltet ist, wird oft eine Zangengeburt notwendig. Das Risiko einer Zangengeburt ist nach einer Epiduralanästhesie etwa fünfmal größer. Wenn Frauen die Wahlmöglichkeit einer Epiduralanästhesie hätten, dann ließe sich das nicht vermeiden. Die Frauen, die jetzt aktiv ihr Kind gebären, würden zu Entbindungspatientinnen, denen beim Wechseln der Lage geholfen, die untersucht und vor und nach der Geburt versorgt werden müßten – es wären keinen Frau mehr, die bei voller Gesundheit eine natürliche Tätigkeit verrichten. Umgekehrt würde das für jene Frauen, die keine Epiduralanästhesie bekommen haben, unweigerlich bedeuten, daß ihnen weniger Aufmerksamkeit zuteil wird, weil die Hebammen und Ärzte mit operativen Entbindungen und »interessanten Fällen« beschäftigt wären.

Einen weiteren Aspekt an Michel Odents Einstellung können manche nur schwer akzeptieren – seine Überzeugung, daß Geburt etwas Instinktives ist, wofür eine Frau keine Vorbereitung braucht, sondern im Gegenteil verlernen muß, was sich ihr bewußter Verstand angeeignet hat. Wird hier auf andere Weise von Frauen verlangt, sich einer biologischen Vorstellung von dem, was weiblich ist, anzupassen? Ist das eine Möglichkeit, die Vernunft über Bord zu werfen und Frauen zu sagen, daß sie nichts als ihren Instinkt benötigen, um ihre Mutterrolle zu erfüllen?

Doch gerade durch die Abwendung von der bewußt eingeführten Geburt der Mediziner, bei der die Frau zum passiven Objekt auf dem Entbindungstisch wird, und ebenso von der zielgerichteten »schmerzlosen Geburt« nach Lamaze, drücken wir unsere Ablehnung der männlichen Einstellung zur Geburt aus, um diese wesentliche Erfahrungsebene für uns selbst wiederzuentdecken. »Rational« zu sein, unsere intimste Erfahrung dem »logischen« Ablauf einer medizinischen Geburt – oder den von sportlichem Ehrgeiz geprägten, zielorientierten Vorgaben von Lamaze – anzupassen, bedeutet im Grunde, daß wir die männliche Dominanz bei der Geburt akzeptieren.

Außerdem redet Michel, wenn er sagt, daß wir uns der kulturellen Auswüchse der Geburt entledigen müssen, um unser instinktives Selbst wiederzuentdecken, nicht irgendeiner simplen Rückkehr zum idealisierten »Primitiven« das Wort. Er hat die Kultur nicht verworfen, sondern die vorhandenen institutionellen Strukturen unserer Kultur so abgewandelt, daß sie den instinktiven Bedürfnissen der Frauen bei der Geburt entsprechen. Zum Beispiel arbeitet er in einer Klinik und nicht bei Hausgeburten und geht davon aus, daß Experten mit Spezialausbildung bei der Geburt dabei sind. Die Dimmer, um das Licht zu dämpfen, der Kassettenrecorder, falls die Frau bei der Geburtsarbeit Musik hören möchte, das Wasserbecken zur Entspannung, alles das sind Produkte unserer Industriegesellschaft und modernen Zivilisation. Doch Michel setzt sie so zur Veränderung der Klinikatmosphäre ein, daß die Frauen all ihren Gefühlen während der Wehen ungehemmt Ausdruck verleihen können, um so den Weg für eine *physiologische* im Gegensatz zu einer »medizinischen« Geburt zu ebnen.

Es ist geradezu paradox: ein Arzt, der in einer Klinik arbeitet und dem etablierten Medizinerstand angehört, zeigt, daß Geburt stärker den Bedürfnissen der Frauen entsprechen kann. Es ist fast so, als erhielten Frauen das erste Mal, seit sich Dick-Read im 19. Jahrhundert über das Zusammenwirken von Verstand und Körper bei der Geburt äußerte, die Erlaubnis, das auf ihre Art zu machen. Bemerkenswert ist, daß diese Erlaubnis von einem Arzt kommen muß. Das eigene Wissen der Frauen kann keine Anerkennung finden, die Erfahrungen der Frauen werden nicht gewürdigt, ehe nicht ein Mann, vorzugsweise ein Arzt im weißen Kittel, die Erfahrungen für akzeptabel erklärt.

Michel Odent ist sich dieser paradoxen Situation durchaus bewußt. Er hat die Wiederentdeckung der Hebamme gefordert, die von jeher die Helferin der Frauen bei der Geburt war, und mehr noch, in Pithiviers hat er die Hebammenkunst neu aufleben lassen. Die Hebammen haben eine ganz zentrale Bedeutung. Ihr Geschick und Engagement, ihre Liebesfähigkeit machen die besondere Atmosphäre aus, die jeder Frau, die von Hebammen betreut wurde, so vertraut ist. Sie bringen bei jeder Geburt nicht nur ihre Fähigkeiten und ihre Aufmerksamkeit ein, sondern auch Wärme und Freude. Diejenigen von uns, die es mit einer herrschsüchtigen Schwester oder einem Arzt zu tun hatten, der uns wie unmündige Kinder behandelt, wissen, daß ein schlechtes Verhältnis zu unseren Betreuungspersonen selbst die glücklichste Geburt trüben und sie zur Qual werden lassen kann. Der Schlüssel zu dem, was Michel erreicht hat, ist seine gute Arbeitsbeziehung zu den Hebammen und die Art, wie sie sich alle für das Gleiche einsetzen. Die Frauen, die in Pithiviers gebären, leiden nicht unter den negativen Auswirkungen einer schlechten Beziehung zwischen Hebammen und Ärzten oder unter der zwiespältigen Unzufriedenheit von Hebammen, die sich in einem autoritären System der Geburtshilfe befangen fühlen, in dem sie keine Machtbefugnisse haben und das sie nicht verändern können.

Die Geburt ist ebenso wie der Tod eine allumfassende Erfahrung. Im Leben vieler Frauen ist es wahrscheinlich das bedeutsamste schöpferische Erlebnis überhaupt. Sie kann entweder als Störung im Ablauf des menschlichen Daseins empfunden werden, als losgelöstes Ereignis, das nichts oder wenig mit dem leidenschaftlichen Verlangen zu tun hat, durch das das Baby entstanden ist, oder sie kann als etwas Schönes, Würdevolles erlebt werden, und die Geburtsarbeit selbst kann ein Freudenfest sein.

Die Geburt verbindet mich als Frau auf ganz intensive, intime Weise mit einer chinesischen Bäuerin, einer Eskimofrau, einer Frau, die in einer südamerikanischen Wellblechstadt, in einem Nomadenzelt oder in einem afrikanischen Dorf lebt. Deshalb sind unsere Geburtspraktiken auch eine *politische* Angelegenheit. Es geht dabei um das Recht einer jeden Frau, ihre Kinder in Freiheit und einer liebevollen Atmosphäre gebären zu können. Ein Großteil dessen, was wir allgemein an der Gesundheitsversorgung für Frauen und der gesellschaftlichen Kontrolle über unseren Körper als selbstherrlich, unpersönlich und degradierend erleben, tritt in konzentrierter Form bei der Schwangerenbetreuung auf: für viele von uns auf der ganzen Welt bedeutet das Vorsorgeuntersuchungen wie bei einer Fleischbeschau und Geburtshilfe am Fließband.

Für Frauen, die sich um gesellschaftliche Veränderungen der männlichen Einstellung zu unserem Körper und im Umgang mit ihm bemühen, ist die Geburt jetzt zu einem Schwerpunkt ihres Interesses geworden. Zum erstenmal haben Frauen innerhalb der Bewegung für eine natürliche Geburt – die bisher allein schon wegen ihrer Inanspruchnahme durch Heim und Familie unpolitisch waren – sich zu politischen Aktionen mit anderen zusammengetan. Früher haben viele Feministinnen die Erfahrung einer Geburt für sich abgelehnt und sie gegenüber ihrem Hauptengagement als nebensächlich angesehen, eine Sache, durch die Frauen an ihr biologisches Erbe gekettet wurden. Heute ist klar, daß das ein Bereich ist, in dem die Möglichkeit und die Notwendigkeit für entschiedenes Handeln liegt.

Veränderungen der Geburtspraktiken, die es den Frauen ermöglichen, ihre spontanen sexuellen Rhythmen bei der Geburtsarbeit wiederzuentdecken, sind im allgemeinen nicht aus der bestehenden Geburtshilfe hervorgegangen. Sie sind auf den Druck von Frauen zurückzuführen, die auf ihre Weise gebären möchten, in der Zeit, die sie dafür brauchen, in einer Atmosphäre emotionalen Rückhalts, um ihre Geburt ungehemmt, freudig und leidenschaftlich erleben zu können.

Und Michel Odent hilft uns dabei, dieser Herausforderung zu begegnen, unsere kulturellen Geburtspraktiken zu verändern. Doch »entbindet« er uns von nichts. Er ist kein Heilsbringer für Frauen, die an ihn glauben, auch wenn er manchmal so dargestellt wird. Tatsächlich suchen manche Frauen ihren Geburtshelfer unter diesem Gesichtspunkt aus, indem sie die Verantwortung für ihren eigenen Körper und ihre Erfahrungen, die sie nicht akzeptieren möchten, einer mächtigen Autoritätsperson übergeben. Michel Odent wäre der erste, der sagen würde, daß diejenigen, die eine Garantie für vollkommene Schmerzfreiheit wollen oder die Verantwortung abgeben möchten, bei ihm nicht am rechten Ort sind. In Pithiviers stehen nicht der Arzt, der Klinikablauf oder die Arbeit des Geburtsteams, von dem die Frau durch die Wehen und die Geburt geleitet wird, im Mittelpunkt, sondern die Frau selbst mit ihrer intensiven Erfahrung. Michel genießt die dramatischen Abläufe bei der Geburt, die aufregende Entdeckung, wie Geburt sein kann und was Frauen wirklich möchten. Er nimmt lebhaften Anteil an der Geburt, doch nicht als jemand, der Anweisungen gibt. Das Wichtigste ist, daß Michel Odent den Frauen *zuhört.* Er ist nicht da, um zu bestimmen, sondern um zur Verfügung zu stehen, nicht um Anweisungen zu geben, sondern um zu lernen. Er gibt Zeugnis davon, daß jede Geburt für alle, die an den Anstrengungen, dem kreativen Schmerz, dem Geheimnisvollen und der jubelnden Freude teilhaben, eine Entdeckungsreise ist.

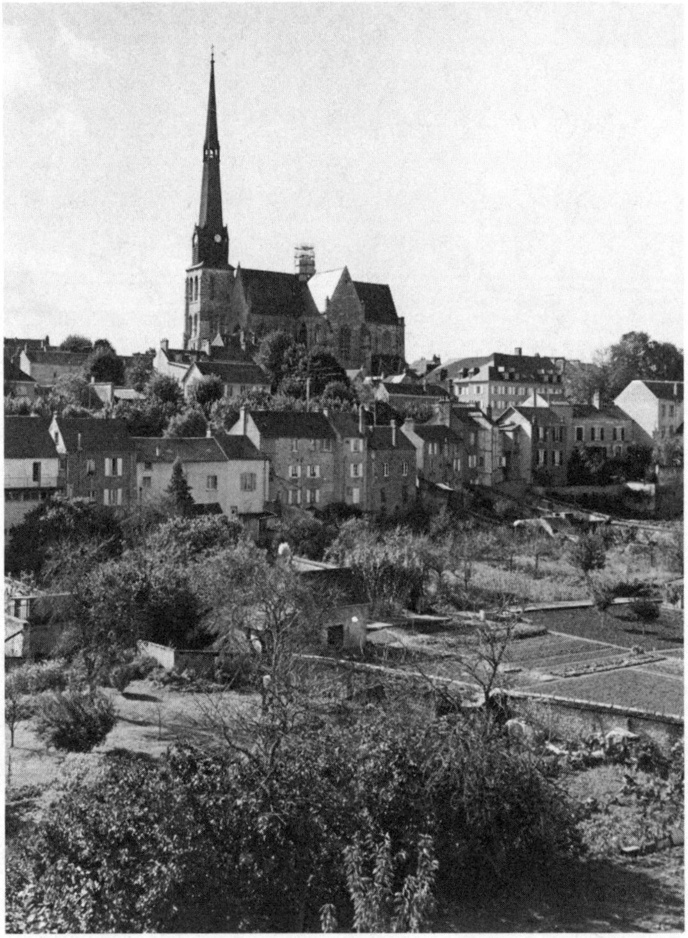

Pithiviers

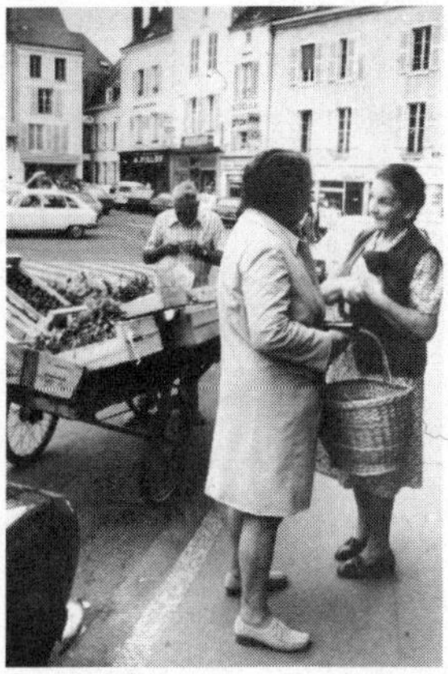

Pithiviers

Ursprünglich kam ich 1962 nach Pithiviers, um dort die chirurgische Abteilung der städtischen Klinik zu leiten. Die Ergebnisse eines Einstellungsgesprächs brachten mich zufällig in diese eine Stadt unter zehntausend, in der ich mich sehr schnell einzugewöhnen begann. Nach Paris ist es nicht allzu weit und doch bietet die Umgebung Pithiviers alle Vorteile des Landlebens. Der Boden ist fruchtbar, es werden hauptsächlich Zuckerrüben und Weizen angebaut. Die hier ansässigen Bauern halten noch Bienen, gehen auf Lerchenjagd und treffen sich jeden Samstag mit ihren Nachbarn auf dem Wochenmarkt. Es wird hauptsächlich Landwirtschaft betrieben, doch gibt es auch eine Reihe von kleinen Handelsbetrieben und Fabriken, zum Beispiel eine Gebäckfabrik und eine Zuckerraffinerie. Pithiviers ist ein Ort, den Touristen selten zu Gesicht bekommen, eine anonyme Kleinstadt wie viele andere. Die meisten Franzosen denken im Zusammenhang mit Pithiviers nur an ein beliebtes Gebäck, das in Pithiviers hergestellt wird und danach benannt ist; sie wissen nicht, wo Pithiviers liegt.

Als ich meine Stelle antrat, erfuhr ich, daß zu meinen Aufgaben auch die Leitung einer

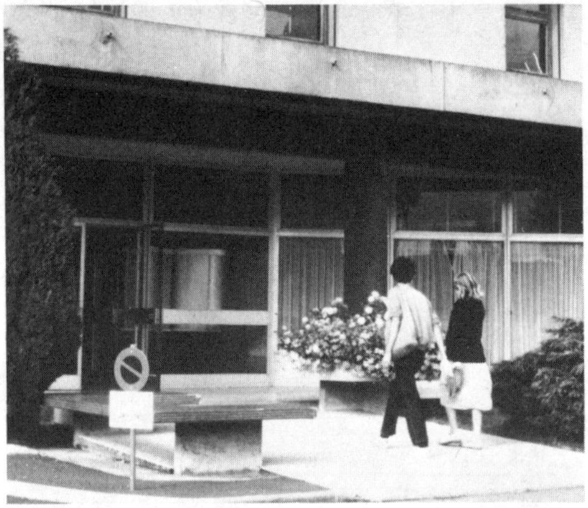

Der Eingang zur Klinik in Pithiviers

kleinen Entbindungsstation der Klinik gehörte. Hierher kamen hauptsächlich Frauen aus Pithiviers und den umliegenden Dörfern, doch gehörten sie sehr unterschiedlichen Bevölkerungsschichten an. Einige waren Fabrikarbeiterinnen, Bäuerinnen, Ladenbesitzerinnen und Büroangestellte. Andere waren Einwanderinnen aus Portugal, Nordafrika oder sogar aus Fernost. Jede, die kam, wurde in der Klinik aufgenommen: Es wurde keinerlei »Auswahl« getroffen, weder nach sozialen noch nach medizinischen Gesichtspunkten.

Damals arbeitete dort nur eine Hebamme, die für den tagtäglichen Ablauf voll verantwortlich war. Sie zog mich nur hinzu, wenn für einen Kaiserschnitt oder eine Zangengeburt ein Arzt gebraucht wurde. Da ich während meiner Ausbildung als Chirurg unter anderem gelernt hatte, Gallenblasen zu entfernen oder gebrochene Knochen zu behandeln, erschienen mir solche Eingriffe lediglich als natürliche Erweiterung meiner medizinischen Fähigkeiten. Was die Geburtshilfe betraf, hatte ich über deren Ausübung nur vage Vorstellungen.

Meine bisherigen Erfahrungen in Geburtshilfe waren begrenzt und erstreckten sich über viele Jahre. Anfang der fünfziger Jahre hatte ich sechs Monate als Assistent in einer großen Pariser Entbindungsklinik gearbeitet. Damals war es üblich, daß in einem großen Raum fünf oder sechs Frauen während der Wehen zusammen waren. Geburt fand in einer fabrikmäßigen Atmosphäre statt, in der Angst ansteckend war. Die Ärzte wandten sehr oft die Zange an, Kaiserschnitte wurden selten gemacht. An den Chefarzt kann ich mich nur deshalb erinnern, weil eine bekannte Zangenform (die Suzor-Zange) nach ihm benannt wurde. Ich hatte nur wenig Interesse an dem Praktikum, und es lag mir fern, jemals selbst in der Geburtshilfe tätig zu werden.

Später, während meines Militärdienstes als Chirurg im Berbergebiet Algeriens, wurde ich gelegentlich gerufen, wenn Geburtshilfe nötig war. Von Zeit zu Zeit kamen Frauen im letzten Moment aus den Bergen hinunter, um ihr Kind zu gebären, und ich wurde zu einem Kaiserschnitt oder einer Zangengeburt oder der Versorgung einer Gebärmutterruptur herbeigerufen. Kurz darauf war ich in Guinea stationiert und wurde Zeuge des ständigen Kampfes zwischen Afrikanerinnen, die während der Geburt stehen oder hocken wollten, und europäischen Ärzten und Hebammen, die darauf bestanden, daß sie liegend gebären. Zu der Zeit war ich auf der Seite der Ärzte und machte mir über diese vereinzelten Vorkommnisse wenig Gedanken.

Als ich nach Pithiviers kam, verließ ich

mich ganz selbstverständlich sehr stark auf die Hebammen. Gisèle, die schon längere Zeit an der Klinik arbeitete, hatte sehr viel Erfahrung. Gabrielle, die bald nach meiner Ankunft dazukam, war jung, voller Energie. Sie hatte gerade ihre Ausbildung beendet und war ganz begeistert von der »Lamaze-Methode«, der Psychoprophylaxe.* Nicht so sehr die unterschiedlichen Ansichten oder Vorgehensweisen dieser beiden Hebammen brachten mich dazu, daß ich meine Aufmerksamkeit erstmals wirklich der Geburtshilfe zuwandte, sondern vielmehr die Tatsache, daß die fünfzehn bis zwanzig Jahre Abstand zwischen ihrer Ausbildungszeit einen solchen Unterschied in ihrer Berufsausübung bedeutete. Zum Beispiel wartete Gisèle, die die Ältere war, geduldig, bis das Baby geboren wurde.

Gegen Ende der Geburt pflegte sie einfach zu sagen: »Halten Sie nicht fest, entspannen Sie sich, lassen Sie es einfach geschehen ...« Gabrielle dagegen lag viel daran, eine Frau vom Beginn der Schwangerschaft an vorzubereiten, ihr während der Wehen bei der Atmung zu helfen und sie dabei zu unterstützen, während der Geburt die Kontrolle zu behalten. Gegen Ende der Geburt gab Gabrielle genaue Anweisungen, zum Beispiel: »Einatmen, ausatmen ... atmen Sie ganz kontrolliert ... pressen ...« Durch die Unterschiede der beiden erschien mir die Geburtshilfe in einem ganz neuen Licht. Allmählich wurde mir klar, daß es dabei um mehr als mechanische und technische Dinge ging. Und immer mehr auch sah ich, wie stark die Geburtserfahrung einer Frau von der Persönlichkeit und Einstellung ihrer Helferin abhängt. Die Frauen fühlten sich von Gabrielles jugendlicher Begeisterungsfähigkeit angezogen und bekundeten an ihr mehr Interesse, obwohl sie mit Gisèle wahrscheinlich eine leichtere Geburt gehabt hätten.

Offiziell blieb ich zwar weiterhin Chirurg, doch mit der Zeit nahm ich immer regeren Anteil an den Vorgängen auf der Entbindungsstation. Ich stellte fest, daß die Grundsätze meiner chirurgischen Tätigkeit – Vereinfachung und Ausschalten unnötiger Prozeduren – ebenso auch auf die Geburtshilfe angewendet werden konnten. Meine bisherigen Erfahrungen als praktischer Arzt hatten bereits zu der Erkenntnis geführt, daß Zeit und Geduld die nützlichsten Verbündeten sind und daß aktives Eingreifen zurückhaltend und in besonderen Fällen geschehen sollte. Ich war der Überzeugung, daß unmittelbare Risiken in der Geburtshilfe ebenso wie in der Chirurgie durch Beschränkung der Eingriffe auf ein Minimum gering gehalten werden und dadurch gleichzeitig auf lange Sicht bessere Ergebnisse erzielt werden. Und paradoxerweise war ich durch meine mangelnde Ausbildung in Geburtshilfe offener dafür, durch Erfahrung zu lernen. Ich fand mich in der Position, daß ich ganz gebräuchliche Maßnahmen in Frage stellte. »Warum sprengt ihr die Fruchtblase?« fragte

* Die »Lamaze-Methode« oder »Psychoprophylaxe« ist eine Art der Geburtsvorbereitung, die in den fünfziger Jahren von dem französischen Arzt Fernand Lamaze entwickelt wurde. Lamaze brachte den Frauen bei, mit verschiedenen Atmungstypen auf die Wehen zu reagieren, wobei die Atmung mit der Intensität der Wehen zunimmt. Diese Konzentration auf die Atmung soll die Aufmerksamkeit der Frauen vom Wehenschmerz ablenken. In den vergangenen Jahren haben sich Lamaze-Vorbereiterinnen für Anregungen von außen geöffnet, doch ist herkömmliches »Lamaze«-Training in vielen Teilen der USA und Europas immer noch sehr weit verbreitet.

ich die Hebammen. »Warum durchtrennt ihr so bald nach der Geburt die Nabelschnur?« Ihre Antwort war häufig: »Weil wir das in unserer Ausbildung so gelernt haben.«

Doch indem wir die Gründe hinterfragten, weshalb wir bestimmte Dinge taten, ging ganz allmählich eine kaum merkbare Veränderung vonstatten. Wir waren nicht mehr so dogmatisch und fingen an zu experimentieren. Eines Tages badete eine Hebamme ein Neugeborenes, um es zu beruhigen, obwohl es erst zwei Tage alt war. Von dem Tag an galt für uns die französische und amerikanische Regel, die das regelmäßige Baden von Babys untersagt, solange die Nabelschnur nicht abgefallen ist, nicht mehr länger. Ein anderes Mal fand ein Baby die Brust seiner Mutter wenige Augenblicke nach der Geburt und begann zum Erstaunen aller im Kreißsaal zu saugen. Ich fragte mich, warum ein so schönes Ereignis so selten war. Natürlich gab es eine einfache Antwort: In den Kliniken ist es üblich, Mutter und Kind vom Augenblick der Geburt an zu trennen, um den Säugling zu wiegen, zu messen und zu untersuchen. Immer wieder führten solche neuen Erfahrungen dazu, daß wir die herkömmliche Geburtshilfe in Frage stellten. Wir wußten nicht, wohin uns das führte, doch befanden wir uns auf dem Weg.

Mit unserem veränderten Vorgehen wandelte sich allmählich auch unsere Einstellung. Bevor ich nach Pithiviers kam, hatte ich die Welt hauptsächlich aus der Sicht der Ärzte auf der einen und der Patienten auf der anderen Seite kennengelernt. Ich hatte Menschen aus einem engen medizinischen Blickwinkel betrachtet. Ich hatte die übliche Einstellung zur Geburt als einem »medizinischen Problem« geteilt, das technische »Lösungen« erfordert. Für mich war es ganz normal, daß Ärzte von Schwangeren als »Patientinnen« sprachen. Vor kurzem hielt ich an einer deutschen Universität einen Vortrag, und ein Frauenarzt dolmetschte simultan. Immer, wenn ich den Ausdruck »schwangere Frau« oder »Frau in den Wehen« gebrauchte, übersetzte er das mit »Patientin« und konnte nicht verstehen, warum die Studenten sich so heftig dagegen wehrten. Diese Haltung ist offenbar nicht auf Frauenärzte beschränkt. In medizinischen Artikeln ist häufig von »Methoden« und »Patientengut« die Rede – wobei »Gut« sich auf Menschen bezieht. In allen Bereichen der Medizin trägt eine solche Mentalität dazu bei, sich immer mehr auf Medikamente, elektronische Überwachung und chirurgische Eingriffe zu verlassen. Je mehr ich in Pithiviers meine »Patientinnen« als individuelle Persönlichkeiten kennenlernte und nicht einfach als medizinische Fälle, mußte ich meine Sicht überdenken.

Obwohl ich Chirurg war, redeten die Frauen häufig mit mir über die verschiedensten Themen von der Ehe bis zur Empfängnisverhütung. In der Gruppe über Familienplanung, der ich mich anschloß, um mich zu informieren, gingen die Gespräche über den medizinischen Rahmen und Themen wie Geburt hinaus und drehten sich um Sexualität, persönliche Gefühle und gesellschaftliche Erwartungen. Die Teilnehmer sprachen darüber, warum sie Kinder haben wollten oder nicht, berichteten über ihre eigenen Geburts- und Stillerfahrungen und sprachen über die empfindliche Beziehung zwischen Fruchtbarkeit und dem Selbstbild für Männer und Frauen. Ich gewann immer mehr die Überzeugung, daß Geburt alles andere als ein »medizinisches Problem«, sondern tat-

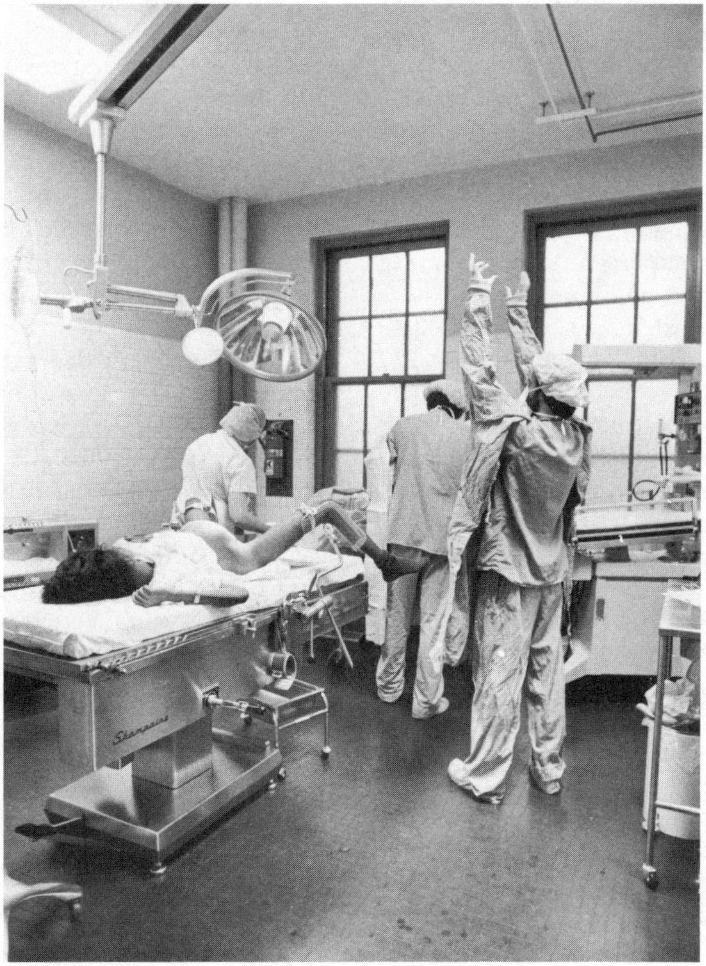

Typischer Kreißsaal

sächlich untrennbarer Bestandteil der Sexualität und des Gefühlslebens ist.

In unserer Klinik wurde ich tagtäglich Zeuge dieser Tatsache. Sowohl für Männer wie für Frauen war Geburt ein intensives, sehr intimes und allumfassendes Erlebnis. Als Arzt war ich weit davon entfernt, die Hauptfigur in diesem Handlungsablauf zu sein; manchmal kam ich mir sogar wie ein Eindringling vor. Die vorherrschende Einstellung zur Geburt als einem medizinischen Vorgang hat dazu geführt, daß überall auf der Welt Entbindungsstationen zu hochtechnisierten Laboratorien und Menschen zu passiven Objekten wurden. Unsere Erkenntnis, daß Geburt eine emotionale und sexuelle Erfahrung ist, hat uns hier in Pithiviers jedoch dazu gebracht, uns selbst als einfache Helfer zu betrachten, als eine Art medizinisches Unterstützungsteam, dessen Aufgabe es ist, so *wenig* wie möglich einzugreifen.

Da viele der Dinge, die wir taten, ganz neu für uns waren, war es ganz natürlich, daß wir sie in einen intellektuellen Zusammenhang zu stellen versuchten. Zwei neue junge Hebammen, Dominique und Marie-José, fingen 1969 in der Klinik an und paßten gut zu unserem Forschergeist. Sie hatten ihre Ausbildung gerade erst beendet und kannten Geburtshilfe nur so, wie sie in den Ausbildungskliniken praktiziert worden war. Doch waren sie aufgeschlossen und bereit, das Gelernte neu zu überdenken. Mit großem Eifer lasen wir alle Ivan Illichs »Die Nemesis der Medizin« und übertrugen seine Beobachtung, daß Ärzte oft Sklaven und nicht Herren der von ihnen angewandten Technologie sind, auf die geburtshilflichen Praktiken in Industriestaaten. Beim Lesen von Frédérick Leboyers »Geburt ohne Gewalt« konnten wir uns sofort in die Gedanken einfühlen, die er sich über das Geburtserlebnis Neugeborener machte.

Leboyers Sprache war den meisten Ärzten neu – er sprach auch unsere Sensibilität und unsere Gefühle, nicht nur unseren Verstand an. Seine Darstellung des Neugeborenen betraf nicht ein Ding, das weder sehen, hören noch fühlen kann, sondern er beschrieb ein menschliches Wesen, das Wärme und Zuwendung braucht. Leboyer war der erste Arzt, der zum Ausdruck brachte, was viele Frauen trotz der gegenteiligen Anweisungen der Mediziner ganz intuitiv über ihre Babys wußten. Leboyer lieferte uns in Pithiviers einen Rahmen für das Verständnis unseres Vorgehens und die praktische Umsetzung. Sein Einfluß bewirkte, daß unser Geburtszimmer zu einem ruhigeren, friedlicheren Ort wurde, der für das Baby einladend war. Wir unterstützten den ausgedehnten Kontakt von Mutter und Kind. Mütter konnten ihre Babys gleich nach der Geburt anlegen und baden, wenn sie wollten. Die Wachheit von Mutter und Baby bestätigte uns in unserer Entscheidung, keine Medikamente anzuwenden und nicht unnötig einzugreifen.

Was mich selbst anbetraf, fühlte ich mich in zwei Richtungen gezogen. Einerseits verbrachte ich immer mehr Zeit in der Entbindungsstation. Andererseits war da mein chirurgisches Betätigungsfeld, das mich immer noch reizte, indem es mich vor andersgeartete, jedoch verwandte Probleme stellte. Meine Methode der Frakturbehandlung unterschied sich von der herkömmlichen Art in ähnlicher Weise wie die Geburt in Pithiviers von der herkömmlichen Geburtshilfe. Doch gleichzeitig die Grundlagen sowohl der modernen Traumatologie wie auch der Geburtshilfe in Frage zu stellen, überstieg meine Kräfte. Ich mußte mich entscheiden. 1972 übernahm ein Kollege von mir sowohl die Leitung der Traumatologie wie auch der Orthopädie und nahm mir insofern meine laufenden Verpflichtungen als Chef der chirurgischen Abteilung ab. Endlich konnte ich mich intensiver der Geburtshilfe widmen.

Zu dieser Zeit war die Atmosphäre in Pithiviers sehr aufregend. Wir experimentierten jetzt sogar noch mehr, probierten Neues aus und gaben andere Vorgehensweisen auf. Eines Tages ließen wir zum Beispiel während einer Geburt den Kopf des Babys ganz von selbst herausgleiten, ohne ihn oder den Dammbereich der Mutter zu stützen. Ein anderes Mal kamen wir zu dem Schluß, daß die Gummihandschuhe, die wir anhatten, überflüssig waren. Jeder neue Schritt wirkte sich ganz unterschiedlich auf jeden einzelnen aus. Dominique fiel es sehr schwer, keine Handschuhe mehr zu tragen, wogegen Marie-José größere Schwierigkeiten dabei hatte, die übliche Praxis aufzugeben, durch Sprengen der Fruchtblase die Geburt zu beschleunigen.

Eine Psychologin, die gerade ihr Kind in der Klinik geboren hatte, begann mit einer jeden Freitagabend stattfindenden Gruppe, in die werdende Eltern kommen konnten, um sich über unsere Arbeit zu informieren. Schon bald bestanden diese Gruppen nicht mehr nur aus Frauen und Paaren der näheren Umgebung, sondern auch aus Menschen, die von weither angereist kamen und ganz bestimmte Gründe hatten, weshalb sie uns aufsuchten. Zum Beispiel kam eine Reihe von Leuten, die von Leboyer inspiriert waren, nach Pithiviers, um ihr Kind so zur Welt zu bringen, wie sie sich das wünschten, auf

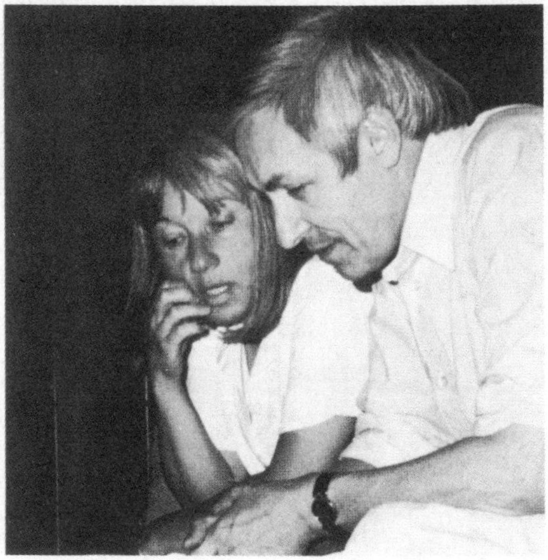

Michel Odent und die Hebamme Marie-José Matheault

sanfte Art. Andere kamen einfach zum Gespräch, um ihre Hoffnungen, Ängste, Enttäuschungen, ihre Begeisterung und freudige Erregung anderen mitzuteilen.

Ganz sicher trug eine solche Atmosphäre zu mehr Ausdrucksfreiheit während der Wehen und der Geburt bei. Doch bestanden immer noch Beschränkungen. Unsere Räumlichkeiten blieben, wie sie waren: es gab einen herkömmlichen Entbindungsraum mit einem Entbindungstisch, hellem Licht und vielen chirurgischen Gerätschaften. Die Stimmung war bedrückend medizinisch und unpersönlich und ganz offensichtlich unvereinbar mit unserer veränderten Einstellung zur Geburt als einem intimen, ja sogar sexuellen Erlebnis. Zudem wurde uns deutlich, daß der Entbindungstisch, der auffälligste Einrichtungsgegenstand im Raum, die Be-

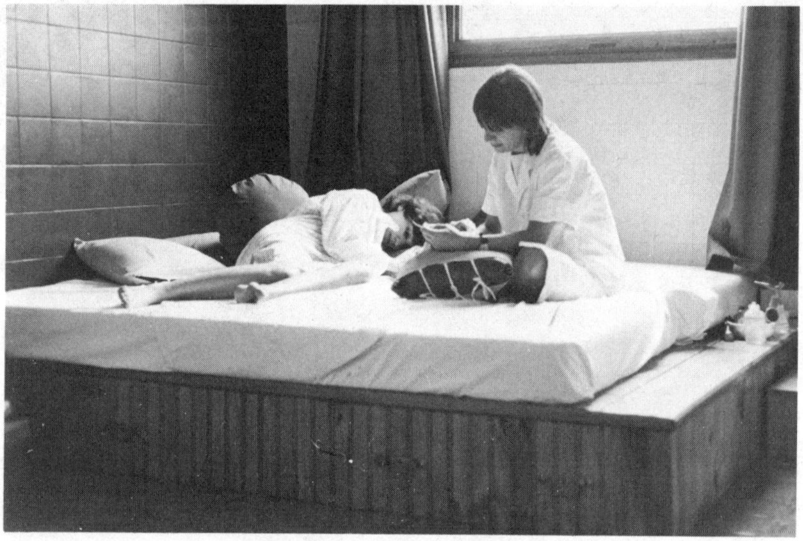

Eine Frau in den Wehen und die Hebamme Dominique Pourré im salle sauvage, dem »wilden Zimmer«

wegungsfreiheit der Frau entschieden einengte. Allein schon sein Vorhandensein forderte zur liegenden Haltung auf und ließ der Frau kaum eine andere Möglichkeit, als sich niederzulegen und auf dem Rücken zu gebären. Tatsächlich ist die herkömmliche Rükkenlage physiologisch für Mutter und Kind die denkbar schlechteste Position. Wenn die Frau auf dem Rücken liegt, übt die vergrößerte Gebärmutter Druck auf die großen Blutgefäße aus, wodurch sich die Menge des mit Sauerstoff angereicherten Blutes, das die Plazenta passiert, verringert. Zudem ist es durch eine solche Haltung für die Frau nicht möglich, sich die Schwerkraft zur Geburtserleichterung zunutze zu machen.

Um Frauen dazu zu ermuntern, andere Geburtshaltungen einzunehmen, ersetzten wir unseren alten Entbindungsraum durch einen ganz neuen, der von Frauen entworfen wurde, die selbst in Pithiviers geboren hatten. Unser *salle sauvage,* unser »wildes Zimmer«, wie wir es nennen, wurde nach Gesichtspunkten der Ungestörtheit, Bequemlichkeit und Bewegungsfreiheit eingerichtet. Es ist in warmen, fröhlichen Farben gehalten, hat ein festes, niedriges Podest und Kissen in hellen Farben (jedoch kein Bett und keinen Tisch, die zu irgendeiner bestimmten Geburtshaltung auffordern könnten). Es ist intim, wohnlich und einladend – ganz in Übereinstimmung mit unserer Überzeugung, daß der Ort der Geburt eher wie ein Ort, an dem man sich liebt, und nicht wie ein Klinikzimmer, sein sollte. Dieses Geburtszimmer war jedoch mehr als nur attraktives Äußeres oder eine Strategie, verschiedene Geburtspositionen anzuregen; es war ein Ort, wo eine Frau das machen konnte, was sie wollte, sich körperlich und gefühlsmäßig so verhalten und

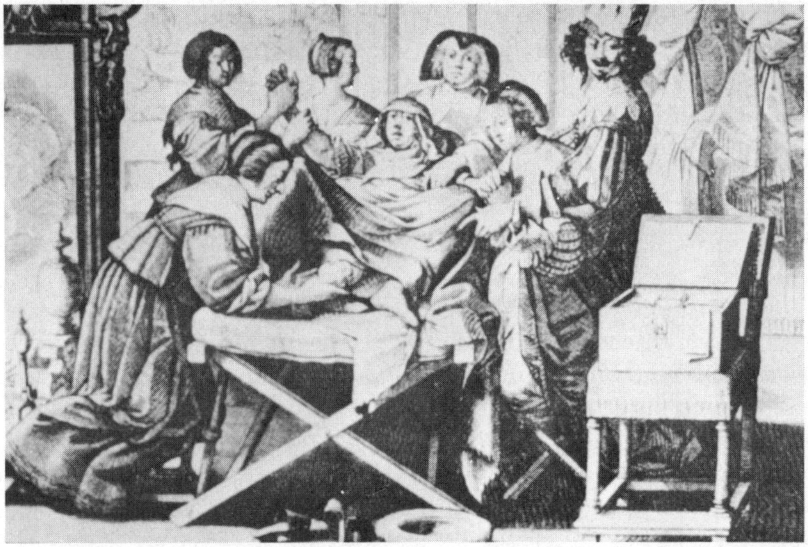

Belgien, siebzehntes Jahrhundert. Eine neue Person taucht bei der Geburt auf: der Arzt mit seinem Kasten, in dem sich die Zange aus Metall befindet.

bewegen konnte, wie sie sich das wünschte. Es war unser erster konkreter Schritt dahin, den Frauen die Geburt zurückzugeben.

Dieses Vorhaben, die Geburt wieder in die Hände der Frauen zu legen, ist kein geringes Unterfangen. Schließlich ist die Geschichte der Geburtshilfe zum großen Teil die Geschichte der allmählichen Verdrängung der Mütter aus dem Mittelpunkt des Geburtsgeschehens. Die moderne Geburtshilfe hat ihren Ausgangspunkt im siebzehnten Jahrhundert, als in Frankreich erstmals Ärzte das Geburtszimmer betraten und die traditionelle Rolle der Hebammen übernahmen. Erstmals wurde von den Frauen verlangt, auf dem Rücken zu gebären, damit die Ärzte es bei der Anwendung der Zange leichter hatten. Geschichtlich überliefert ist, daß diese Praxis üblich wurde, als Ludwig XIV. verlangte, daß seine Mätresse die Geburt in dieser Haltung über sich ergehen lasse, damit er von seinem Versteck hinter einem Vorhang aus der Geburt seines Kindes besser zuschauen konnte. Seit der Zeit steht der Geburtshelfer – mit seinen Instrumenten in der Hand, die Sache unter Kontrolle – immer vor einer passiven, sich in der Rückenlage befindenden Frau. (Tatsächlich ist »obstetric«, das englische Wort für Geburtshilfe, vom lateinischen *ob + stare* abgeleitet, was »davorstehen« bedeutet.) Die Rückenlage und die erzwungene Passivität, die für die Mutter damit verbunden ist, sind in Industriegesellschaften heute das Übliche. Ebenso ist es mit der Verdrängung der Hebammen durch Ärzte bestellt, Zeichen für eine grundlegende Entwertung der mütterlichen Einfühlsamkeit und Fürsorge, die Hebammen als Frauen anderen Frauen entgegenbringen können.

Die gleiche Herabwertung der Rolle der

Frau bei der Geburt drückt sich in einer Vielzahl üblicher geburtshilflicher Praktiken aus. Beispiele hierfür sind die Bereitwilligkeit, mit der Ärzte heute Bettruhe verordnen, den Muttermund zunähen und die Gebärmutter mit Medikamenten ruhigstellen, um eine Frühgeburt zu verhindern, dann die Trennung von Mutter und Kind, der unbesehene Rat, daß Frauen nach der Geburt das Bett hüten sollen und die Eilfertigkeit, mit der Ärzte Müttern raten, mit dem Stillen aufzuhören – das alles stellt eine Mißachtung der vorrangigen Bedeutung der Mutter dar.

Bei der herkömmlichen Psychoprophylaxe – der Lamaze-Methode – geschieht auf subtilere Weise das gleiche. Im Grunde trägt hier die Frau zu ihrer eigenen Selbstverleugnung bei, indem sie ein System übernimmt, durch das ihre Schmerzreaktion, ihre Atmung, ihre Lage und sogar die Geräusche, die sie macht, also die grundlegenden Verhaltensweisen einer Frau bei der Geburt, kontrolliert werden. Und obwohl Leboyers Erkenntnisse über die Geburtserfahrung des Neugeborenen in unserer Klinik und überall auf der Welt zu einem neuen Bewußtsein geführt haben, ist es den Experten der Geburtshilfe bedauerlicherweise gelungen, seine Vorstellung von der »Geburt ohne Gewalt« zur »Leboyermethode« umzuinterpretieren, bei der die ganze Aufmerksamkeit ausschließlich dem Kind gilt. Leider taucht dieses Phänomen im Osten ebenso wie im Westen auf. Als ich mich vor einiger Zeit in China aufhielt, mußte ich mit Enttäuschung feststellen, daß die dortigen Geburtshelfer, obwohl in der Mehrzahl Frauen, ihr Bestes tun, um westliche Praktiken zu kopieren und die gleichen Fehler zu machen.

Unser *salle sauvage* war Bestandteil unserer Bemühungen, der Strömung entgegenzuwirken, die Frauen beiseite schob und ihnen bei der Geburt nur noch eine nebensächliche Rolle einräumte, und sollte sie wieder an ihren angestammten Platz im Zentrum des Geschehens stellen. Unsere Erfahrungen bestätigten immer wieder die Richtigkeit unserer Einstellung, denn es zeigte sich, daß die Frau über das Wissen und die Fähigkeiten verfügt, ihr Kind auf die Welt zu bringen.

Wir hatten – ohne die Ursachen zu kennen – häufig beobachtet, daß Frauen im Verlauf einer Geburt ohne Medikamente sich selbst und die Vorgänge um sich herum zu vergessen schienen. Eines Tages zum Beispiel filmten wir eine Geburt mit einer großen Fernsehkamera. Wenige Minuten nach der Geburt des Babys meinte die Mutter: »Schade, daß niemand da war, um die Geburt zu fotografieren.« Viele Frauen machen während

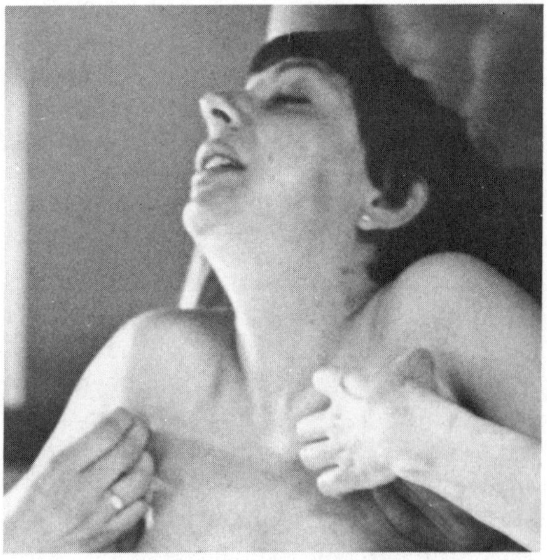

Der Augenblick der Geburt . . .

der Geburt ähnliche Bewußtseinsveränderungen durch. Sie bekommen einen entrückten Blick, vergessen gesellschaftliche Konventionen, verlieren ihre Befangenheit und Selbstkontrolle. Viele geben im Augenblick der Geburt einen charakteristischen Schrei von sich. Wir stellten jedoch fest, daß Frauen in diesem Zustand alles andere als hilflos, desorientiert oder nicht bei der Sache sind. Sie handeln im Gegenteil ganz absichtlich, suchen ganz spontan nach den Haltungen, die für sie am besten sind und finden sie leicht, und diese Haltungen erweisen sich dann auch als physiologisch am wirksamsten. Ohne es gesagt bekommen zu haben, wissen sie sofort nach der Geburt, wie sie ihr Baby am besten halten und anlegen, ebenso wie das Neugeborene weiß, wie es die Brustwarze seiner Mutter findet. Das scheint in unserer Klinik auf Frauen aller Kulturkreise zuzutreffen. Nachdem ich gesehen hatte, wie sehr Geburten in Stammesgesellschaften, die in Neuguinea und Südafrika gefilmt worden waren, Geburten in unserem eigenen *salle sauvage* glichen, trug das noch stärker zu meiner Überzeugung bei, daß es im Verhalten von Mutter und Neugeborenem eine allumfassende Komponente gibt und daß – die richtige Umgebung, in der sie sich frei und unbefangen fühlen kann, vorausgesetzt – eine Frau ganz natürlich eine Reaktionsebene erreichen könnte, die tiefer in ihr verwurzelt ist als Individualität, Erziehung oder Kultur.

Ich habe es immer sehr schwierig gefunden, diesen Übergang zu einer tieferen Bewußtseinsebene während der Geburt zu beschreiben. Mir war der Ausdruck »Regression« eingefallen, doch ist mir bewußt, daß das negativ klingt und an die Rückkehr zu einem animalischen Zustand denken läßt.

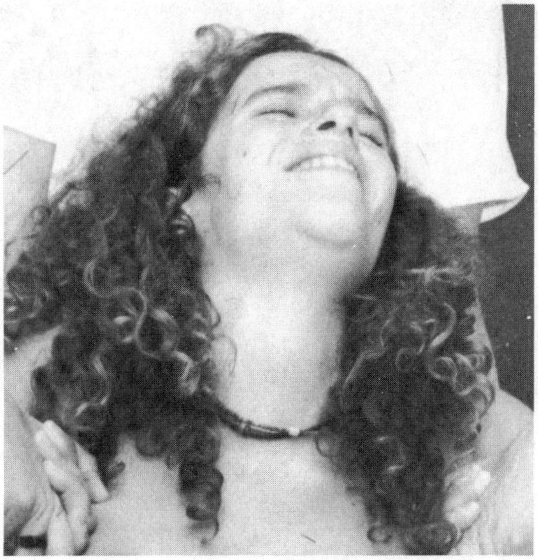

»Instinkt« wäre ein besserer Ausdruck, doch auch hier schwingen moralische Untertöne mit. Oft wird Frauen gesagt, daß sie bestimmte Dinge ganz »instinktiv« tun oder fühlen sollten, und daß es ein Manko ist, wenn sie das nicht können. Zudem wird der Begriff »Instinkt« oft nachteilig der Vernunft gegenübergestellt – von Frauen heißt es, daß sie »instinktiv«, von Männern, daß sie rational handelten – als ob es nicht möglich wäre, gleichzeitig instinktiv und rational zu handeln. Doch hat die Erkenntnis nichts Beschämendes oder Sexistisches an sich, daß Instinkt in unserem Verhalten eine Rolle spielt, besonders dort, wo sich Natur und Kultur überschneiden, also beim Lieben, Gebären oder der Suche des Neugeborenen nach der Brust seiner Mutter. Es kann Menschen sehr zum Guten gereichen, bei diesen Gelegenheiten ihre instinktiven Kräfte wiederzuentdecken und voll auszuschöpfen. Wenn Frau-

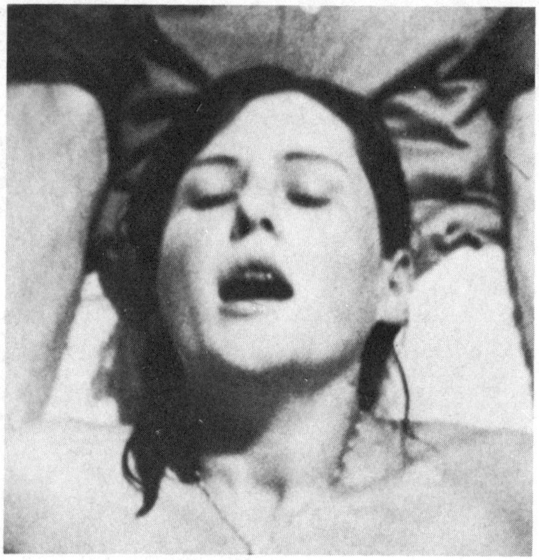

en sich während der Geburt entsprechend ihrem Instinkt bewegen und verhalten, handeln sie tatsächlich äußerst vernunftmäßig und haben so im allgemeinen eine schnellere und leichtere Geburt als Frauen, die das nicht tun. Deshalb bemühen wir in Pithiviers uns darum, eine Atmosphäre zu schaffen, in der Frauen sich in diesem Sinne »vergessen« können.

Es scheint jetzt bewiesen zu sein, daß der instinktive Zustand, der es der Frau ermöglicht, spontan zu gebären, mit einem bestimmten hormonellen Gleichgewicht zusammenhängt. Dessen genaue Beschaffenheit ist noch nicht bekannt. Wir wissen, daß die Hirnanhangdrüse das Hormon Oxytozin ausschütten muß, damit Wehen beginnen und fortbestehen können.* Andererseits wissen wir, daß die Ausschüttung adrenalinähnlicher Stoffe Wehen hemmen oder den Wehenschmerz verstärken kann, ebenso wie diese Stoffe sich auch hemmend auf das Stillen und intensives sexuelles Erleben auswirken können. Da diese adrenalinartigen Stoffe typischerweise ausgeschüttet werden, wenn man friert oder Angst hat, ist eine ruhige Atmosphäre der Geborgenheit, in der eine Frau sich entspannen kann, immer zuträglich. Auch hat sich mehr und mehr gezeigt, daß Endorphine eine wichtige Rolle in dem komplizierten hormonellen Gleichgewicht spielen, das eine spontane Geburt ermöglicht. Neurohormone mit morphiumähnlicher Funktion, diese »endogenen Opiate«, wirken wie natürliche Schmerzmittel, die nicht nur vor Schmerz schützen, sondern auch Ängste dämpfen und ein allgemeines Wohlbefinden hervorrufen. Hohe Endorphinwerte können zum Beispiel sogenannte Alpha-Gehirnwellen auslösen, die mit einem Zustand heiterer Gelassenheit oder Glückseligkeit einhergehen. Es könnte fast sein, als hätten Menschen das Vorhandensein dieser natürlichen Fähigkeit zum Wohlbefinden schon immer gespürt und nach Wegen gesucht, es auszulösen. Durch Laufen zum Beispiel steigt unser Endorphinspiegel; Gebet, Meditation, Yoga und Akupunktur können die gleiche Wirkung haben.

Die Entdeckung der endogenen Opiate des Körpers lieferte mir die Erklärung für etwas, das mir lange Zeit Rätsel aufgegeben hatte. Während meiner chirurgischen Tätigkeit während des Krieges war ich bei mehreren Gelegenheiten erstaunt, daß Soldaten mit schweren Verletzungen, die keinerlei Schmerzmittel bekommen hatten, sich so verhielten, als ständen sie unter Medikamen-

* Neuere Untersuchungen weisen darauf hin, daß Oxytozin vergeßlich machen kann. Auf diese Weise kann es eine Rolle bei der Schmerzabwehr spielen.

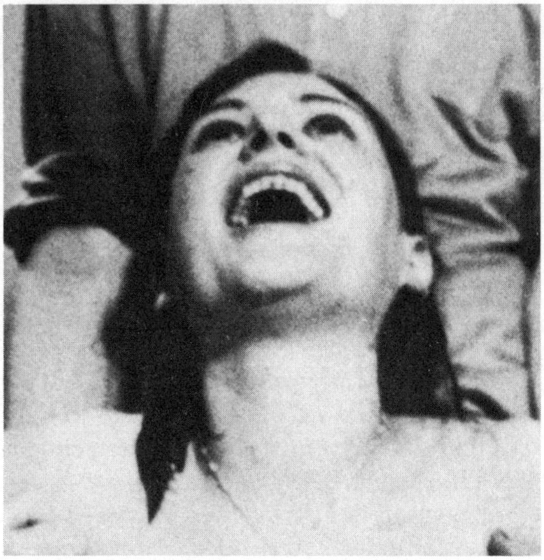

tenwirkung – oder als hätte ihr Körper besondere Stoffe produziert, um sie vor dem Leiden zu schützen. Auf ganz ähnliche Weise verhalten sich auch Frauen während der Geburt oft so, als ständen sie unter »natürlicher« Drogeneinwirkung und berichten in den Wehenpausen darüber, wie gut es ihnen geht. Ich habe sogar Frauen während der Geburt in einem wahrhaft ekstatischen Zustand erlebt. Doch damit die natürlichen Kräfte des Körpers wirksam werden können, müssen sie in Ruhe gelassen werden. Den Frauen während der Geburt Schmerzmittel und synthetische Hormone (künstliches Oxytozin) zu verabreichen, wie das in den meisten modernen Kliniken heute üblich ist, wirkt sich störend auf das hormonelle Gleichgewicht aus, auf dem eine spontane Geburt beruht. Sicherlich kann sich auch der Schmerz selbst hemmend auf die Geburt auswirken, doch wenn keine Medikamente verabreicht werden, kann sich der Körper selbst wirksam und natürlich dagegen wehren. Es hat sich tatsächlich erwiesen, daß der Endorphinspiegel um so höher ist, je länger und schwieriger die Geburt bei einer Frau ist.

Dieses Endorphinsystem spielt nicht nur bei der Geburt eine wichtige Rolle, sondern dient auch als eine Art inneres »Belohnungssystem«, durch das alle Aspekte des Sexual- und Fortpflanzungsverhaltens verstärkt werden. Wissenschaftler entdecken Verbindungen zwischen Endorphinen und Oxytozin – dem Hormon, das neben seinen anderen Funktionen während Orgasmus, Wehen und Geburt Gebärmutterkontraktionen anregt – und zwischen Endorphinen und Prolaktin – dem Hormon zur Anregung der Milchbildung. Stillen scheint seinerseits wieder den Endorphinspiegel zu steigern. Und da von den Endorphinen bekannt ist, daß sie das Bindungsverhalten fördern und zu fürsorglichem, liebevollem Verhalten beitragen, läßt deren Vorhandensein in großen Mengen sowohl bei der Mutter wie auch bei dem Baby unmittelbar nach einer spontanen Geburt darauf schließen, daß es durchaus eine hormonelle Basis für den Vorgang der Bindung gibt, zu dem es in den ersten Stunden und Tagen nach der Geburt kommt. Insgesamt wird durch das Vorhandensein dieser komplexen Neurohormone unsere Überzeugung bestätigt, daß alle Aspekte des Sexuallebens miteinander verbunden und, da eine ausgewogene Hormonausschüttung ein subtiler Vorgang ist, leicht beeinflußbar durch äußere Bedingungen und psychische Zustände sind. Das ist ein weiteres gewichtiges Argument gegen medizinische Eingriffe in den physiologischen Ablauf der Geburt oder gegen Störungen dieses Ablaufs.

Unsere Entscheidung, *Frauen* ihre Kinder gebären zu lassen und ihnen die Freiheit einer Geburt nach ihren Wünschen zu gewähren, macht sicherlich den besonderen Charakter Pithiviers aus. Wo wir uns auch umschauten, wurde die Geburt immer stärker medizinisch bestimmt und immer technologischer, wogegen das in unserer Klinik eine Sache zwischen Mutter und Kind war. Überall um uns herum hatten wir es mit Ärzten zu tun, die immer mehr Medikamente und klinische Eingriffe anwendeten, während wir in Pithiviers unsere Eingriffe auf das Notwendigste beschränkten und Medikamente für unnötig und schädlich hielten. Heutzutage legt die Geburtshilfe immer noch ihr Hauptgewicht auf die Rolle des Arztes und seine ausschließliche Beschäftigung damit, wie er die Geburt am besten in den Griff bekommt und meistert. Auch normale Geburten werden systematisch in eine Umgebung verlegt, wo ausgefeilte Technologie und routinemäßige elektronische Überwachung zur Verfügung stehen. Die moderne Geburtshilfe weiß nichts darüber und kümmert sich auch wenig darum, daß Wehen, Geburt und frühes Stillen untrennbarer Bestandteil des weiblichen Sexuallebens sind. Man ist sich des potentiell negativen Einflusses männlicher Ärzte und Fremder auf den Geburtsverlauf nicht bewußt und zeigt sich der Bedeutung weiblicher Geburtshelfer und der Hebammen gegenüber wenig aufgeschlossen. Im Lauf der Jahre wurden die Grundfesten der modernen Geburtshilfe durch das, was wir in Pithiviers praktizieren, in großem Maße in Frage gestellt.

Unsere Klinik hat sich vergrößert. Wir haben jetzt sieben Hebammen. In den letzten 20 Jahren hat sich die Zahl der Geburten verfünffacht. Wie alle Geburtshelfer haben auch wir in Pithiviers vor den allgegenwärtigen Geburtsrisiken Angst. Doch haben unsere Erfahrungen deutlich gezeigt, daß der Ansatz, der Geburt nicht länger als Domäne der Medizin betrachtet, bei dem Würde und Menschlichkeit des Geburtsvorgangs wiederhergestellt sind und die Mutter wieder die Bestimmende ist, auch den sichersten Ansatz darstellt.

Wie wir praktizieren, hält allen Bewertungsmaßstäben stand, denn wir konnten einen merklichen Rückgang des Risikos für die Mutter wie auch für das Kind verzeichnen; tatsächlich schneiden unsere Ergebnisse im Vergleich mit den weltbesten durchaus günstig ab. In einer Zeit, in der in den meisten Industrieländern die perinatale Säuglingssterblichkeit (gerechnet vom sechsten Schwangerschaftsmonat bis zum siebten Lebenstag) ohne gleichzeitige Zunahme der Eingriffe und Kaiserschnitte (die manchmal bei bis zu 20 Prozent liegen) nicht unter 10 pro 1000 Geburten gehalten werden kann, erreichen wir in Pithiviers ohne *jegliche Vorauswahl* die gleiche niedrige Sterblichkeitsrate, bei einer Kaiserschnitthäufigkeit von nur 6 bis 7 Prozent. Das ist der überzeugendste Beweis dafür, daß unser Ansatz, durch den die Erfahrung der Geburt eine Wandlung erfährt, eine sichere, verläßliche Alternative darstellt.

Für alle, die sich die gleichen Fragen wie wir stellen – für Frauen, die sich die Geburt wieder zu eigen machen möchten, für Eltern, die Geburt als ein intimes Geschehen erleben möchten und für Klinikärzte, die für ein radikales Überdenken ihrer Praktiken offen sind – hier die Beschreibung, wie Geburten in Pithiviers verlaufen.

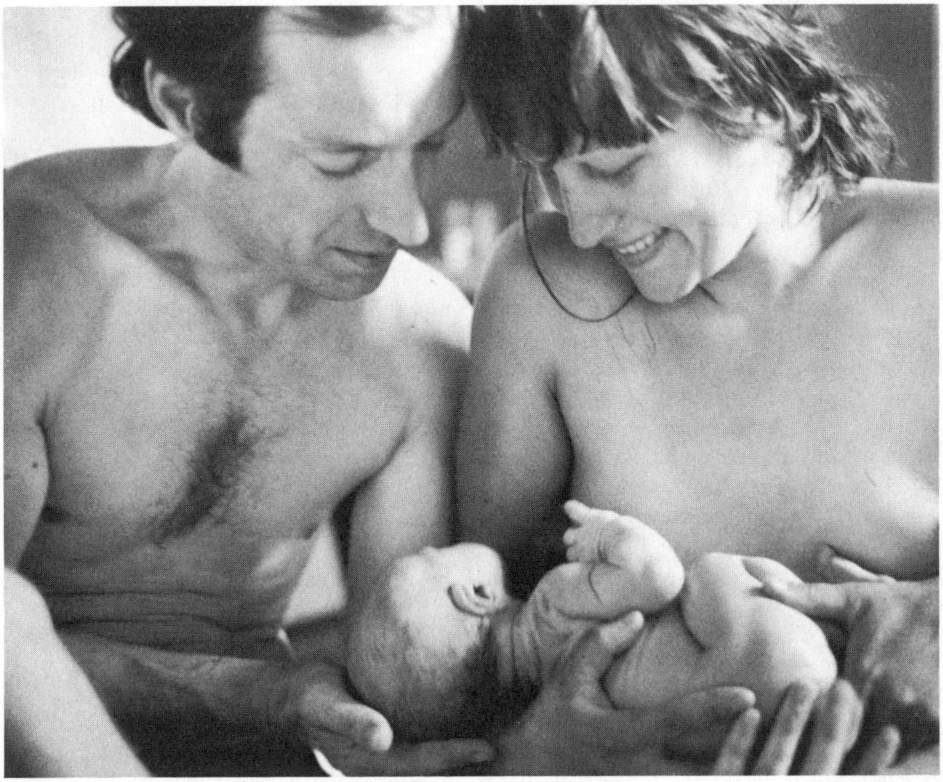

Eine Mutter aus England

Nach zwei normal verlaufenen Geburten, bei denen ich dennoch alle in der herkömmlichen Geburtshilfe üblichen Eingriffe über mich ergehen lassen mußte, wollte ich, daß meine dritte Geburt anders verlief. Wenn alles gut ging, hatte ich vor, eine Hebamme ausfindig zu machen und auf einer Hausgeburt zu bestehen. Doch ergab eine Ultraschalluntersuchung in der 34. Woche, daß das Baby sich in der Steißlage befand, und niemand war so richtig überzeugt davon, daß es sich noch umdrehen würde. Der Arzt der örtlichen Klinik schlug vor, daß wir einen Termin vereinbarten, an dem meine Geburt eingeleitet werden sollte und meinte, daß ich eine Epiduralanästhesie bekommen und die Zange verwendet werden würde. Wenn das nicht funktionierte, bekam ich zu verstehen, würde bei Steißlagen meistens ein Kaiserschnitt gemacht.

Ich verfiel in meine alte Niedergeschlagenheit. Ich hatte mir bei diesem Baby so sehr eine natürliche Geburt gewünscht, und nun hatte ich keine andere Wahl, als wieder in dieselbe Klinik zu gehen, die alle meine Erinnerungen an die letzte Geburt wieder wachrief, als ich das Gefühl hatte, daß man mir das Baby genommen hatte. Damals hatte ich beim Nähen des Damms den Arzt gefragt: »Warum macht Tieren die Geburt soviel weniger Schwierigkeiten?« Ich spürte bereits, daß meine Geburt verpfuscht worden war und war wegen der vielen »Routineeingriffe« bei etwas, das ich für einen ganz normalen physiologischen Vorgang gehalten hatte, beunruhigt. Seine Antwort lautete: »Bei Tieren ist das etwas ganz anderes.« Er ging davon aus, daß Frauen den Geburtsanforderungen nicht genügen. Ich kannte den Arzt von den Vorsorgeuntersuchungen, und er schien Verständnis für meine Wünsche hinsichtlich der Geburt aufzubringen. Trotzdem hatte er meine Geburt so geleitet, wie es für ihn angenehm war, und noch Monate nach der Geburt war ich mit den Nerven fertig. Ich hatte eine Wochenbettdepression, von der ich wußte, daß sie nicht nur auf der Hormonumstellung beruhte. Mein Gefühl des Betrogenseins grenzte an Kummer. Und jetzt schien ich meine Hoffnungen auf eine bessere Erfahrung begraben zu müssen. Dies würde, so kam es mir in den Sinn, wieder ein »Fließbandbaby«.

Ich hatte von Pithiviers schon gehört. Ich wußte, daß Frauen aus dem Ausland dorthin reisten. Trotzdem konnte ich mir das als eine reale Möglichkeit für mich kaum vorstellen – inzwischen war ich in der 37. Woche. Doch einige Tage später rief ich Dr. Odent an, als mir klar war, daß ich es für immer bereuen würde, wenn ich nicht meinen Mut zusammennahm und mich darum bemühte, nach Pithiviers gehen zu können. Ich fragte, ob das möglich wäre. Er meinte: »Warum nicht?« Als ich sagte, daß das Baby sich in der Steißlage befände, erwiderte er: »Das macht keinen Unterschied.« Sofort wurde ich zuversichtlicher und gewann Kraft.

Mein Mann und ich wußten sehr gut, daß die Zeit knapp war, falls eine Notsituation entstehen sollte. Doch diesem Risiko stand der unausweichliche erneute Ausbruch meiner Depression gegenüber. Bevor wir die Entscheidung getroffen hatten, nach Pithiviers zu fahren, hatte sie bereits wieder eingesetzt. Ich wußte, daß ich nicht noch einmal eine solche Depression wie nach meiner letzten Geburt durchmachen und davon ausgehen konnte, den Anforderungen als Ehefrau und Mutter von drei kleinen Kindern gewachsen zu sein. Bei meiner letzten Vorsorgeuntersuchung in England war ich der Verzweiflung nahe, als mir eine Hebamme anhand einer Puppe erklärte, wie Steißlagen entbunden werden. Ich legte Protest ein wie noch nie zuvor in meinen drei Schwangerschaften. Ich sagte zu meinem Arzt: »Wenn Sie mich wieder in die Klinik einweisen, so ist das mein Ende.« Die Schwester löste Schamgefühle in mir aus, als sie ausrief: »Wenn das Ihr Baby hören könnte!« Plötzlich wurde mir klar, daß ich mich wirklich zum ersten Mal in meinem Leben gegen »das System« aufgelehnt hatte. Es kümmerte mich nicht länger, wer von mir denken könnte, daß ich mich unpassend aufführte. Bisher war ich so höflich und entgegenkommend zum Klinikpersonal gewesen, und das hatte mir gar nichts genützt – selbst meine eigenen Kinder waren für mich entbunden worden, und dies war wahrscheinlich meine letzte Chance, wahrzunehmen, was das Leben mir bot. Ich brauchte einfach nur zur Abwechslung einmal die Verantwortung für mich selbst zu übernehmen, und Pithiviers bot eine Alternative, die mich anzog. Selbst die Entfernung hatte etwas Reizvolles. Ich verspürte ein gewisses animalisches Verlangen, alles hinter mir zu lassen, Ruhe vor den Menschen zu haben, die ich kannte und einen besonderen Platz zum Gebären zu finden. Ich *mußte* vor Wehenbeginn in Pithiviers ankommen. Dieses Baby würde mein Baby sein, und zwar ganz sicher. Ich sagte zu meinem Arzt: »Es verändert sich aber doch einiges, nicht wahr?« – »Ja«, antwortete er, »aber das ist in einem anderen Land, nicht hier.« Mein Mann ließ ihn dann später wissen, daß wir genau dort hinfahren würden.

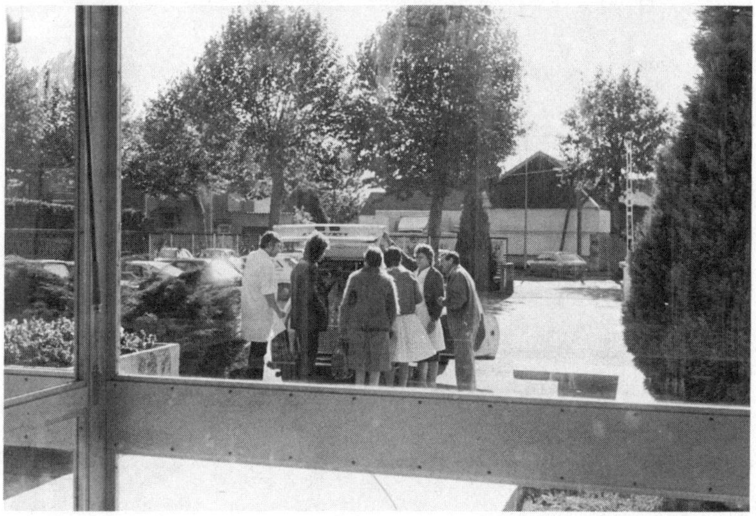

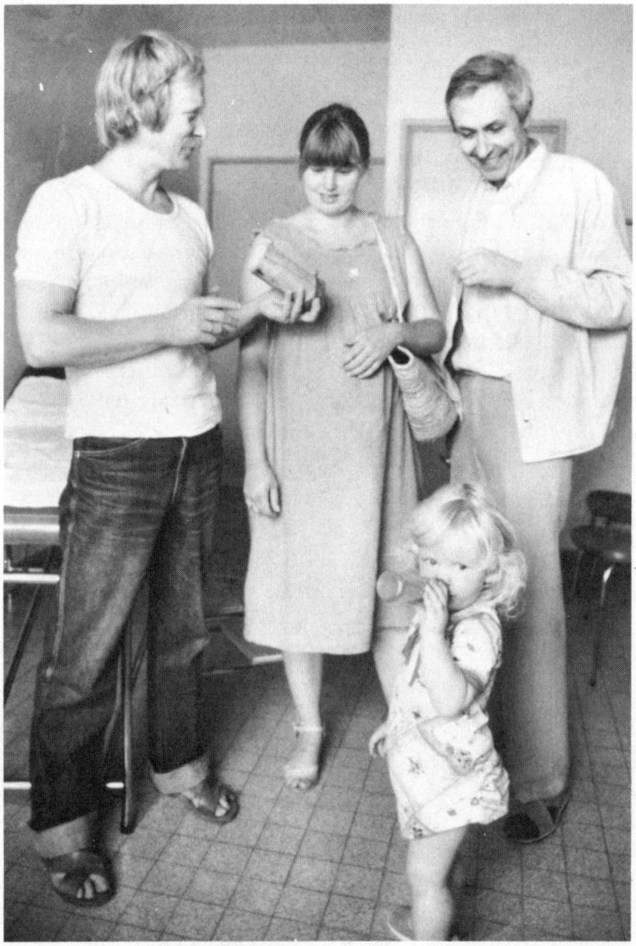

Willkommen in Pithiviers

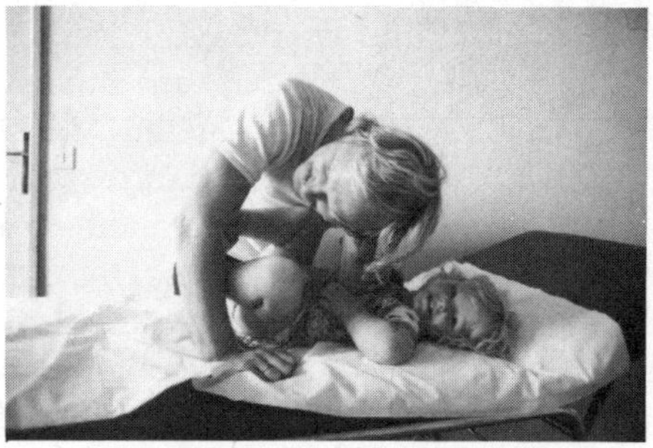

Vor der Geburt

Jede Frau kommt zu uns mit ihrem einzigartigen persönlichen, familiären und kulturellen Hintergrund, von dem ihr Geburtsverlauf sehr stark beeinflußt wird. In einigen Kulturen scheint die Geburt in der Regel einfacher zu sein als in anderen. Auch gibt es in manchen Familien regelrecht eine Tradition leichter Geburten. Eine Frau bringt zur Geburt ihre gesamte Lebenserfahrung mit, die bis zu ihrer eigenen Kindheit und Geburt zurückreicht. Wir interessieren uns dafür, was jede Frau über ihre eigene Geburt weiß, denn oft besteht eine Verbindung zwischen der Art, wie sie geboren wurde und der, wie sie ihr eigenes Kind zur Welt bringt. Wenn uns zum Beispiel eine Frau erzählt, daß ihre Mutter eine Narkose bekommen hat und sie durch eine Zangengeburt in einer großen Pariser Klinik zur Welt kam, dann können wir damit rechnen, daß auch ihre Geburt vielleicht schwierig wird. Wenn sie andererseits berichtet, daß sie auf ganz einfache Weise zu Hause geboren wurde, dann besteht eine größere Wahrscheinlichkeit, daß ihre Geburt

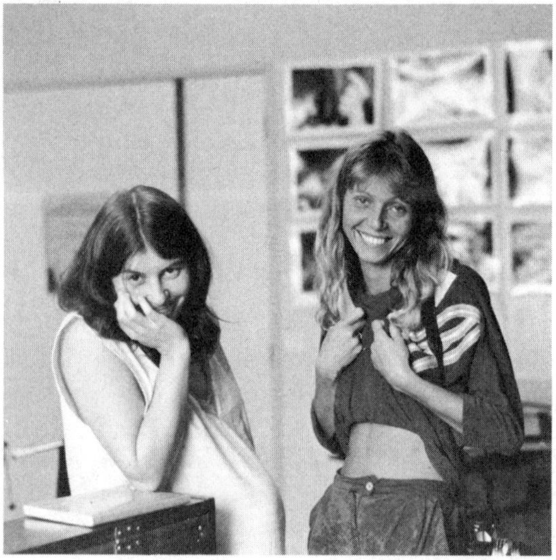

leicht verläuft. Zudem haben die täglichen Gewohnheiten einer Frau auf ihre Geburterfahrung ebensoviel Einfluß wie ihre geistige Einstellung. Frauen, die regelmäßig viel Bewegung haben, sind besser auf die Geburt vorbereitet als Frauen mit hauptsächlich sitzender Lebensweise. Eine werdende Mutter, die nicht vor Belastung erschöpft ist, hat ebenfalls eine bessere Ausgangsposition.

Natürlich sind wir nicht in der Lage, auf wunderbare Weise die Vorerfahrungen einer Frau auszulöschen, doch wir können eine Atmosphäre schaffen, die Frauen und ihre Partner dazu ermuntert, anders an die Geburt heranzugehen. Es ist besonders wichtig, daß sie sich in unserer Klinik zu Hause fühlen. Am wohlsten fühlen sich die Frauen bei der Geburt, wenn sie bekannte Gesichter um sich haben und mit der Umgebung vertraut sind – alle, die sich für eine Hausgeburt entschieden haben, wissen das sehr gut. Natürlich sind daheim nicht nur die vier Wände und das Mobiliar vertraut, sondern auch die Geräusche, Gerüche und Farben. Da jedoch Klinikgeburten heutzutage fast die Regel sind, wollen wir dafür sorgen, daß der Ort der Geburt so weit wie möglich einem Zuhause gleicht. Damit sich die werdenden Mütter zu Hause fühlen, zeigen wir ihnen die Entbindungsstation und machen sie mit den Hebammen und Helferinnen bekannt, die bei der Geburt dabei sein werden. Außerdem fordern wir sie dazu auf, so oft sie wollen wiederzukommen, und es gibt bei uns eine Reihe wöchentlicher Veranstaltungen, um ihnen einen Anreiz zum Kommen zu bieten. Manche Frauen haben das Bedürfnis, häufig, sogar täglich zu kommen. Andere kommen am Tag der Geburt das erste Mal zu uns. Diese Frauen, die der Geburt gelassen entgegenzusehen scheinen, sind meist in ihre Beziehungsnetze eingebunden und haben folglich kein so großes Bedürfnis, vor der Geburt an Klinikveranstaltungen teilzunehmen wie viele andere werdende Mütter, die isolierter sind. In einer Zeit, in der sich Menschen nicht mehr zu einem Gespräch auf dem Markt oder auf der Straße treffen, ist Isolation zu einer Hauptursache allgemeiner Ängste geworden. Besonders eine Schwangere braucht den Kontakt zu anderen, in einer Gemeinschaft, die ihr den Rücken stärkt, fühlt sie sich wohler und sicherer. In Pithiviers haben wir einen großen Raum nur zu diesem Zweck als »Versammlungsraum« eingerichtet. Hier treffen sich alle zu Diskussionen, zu Kursen oder einfach nur zum Reden. Wir sorgen in diesem Raum absichtlich für ein angenehmes Durcheinander. Die aufgelockerte Atmosphäre trägt zur Entspannung bei.

Jeden Donnerstagabend bieten wir eine

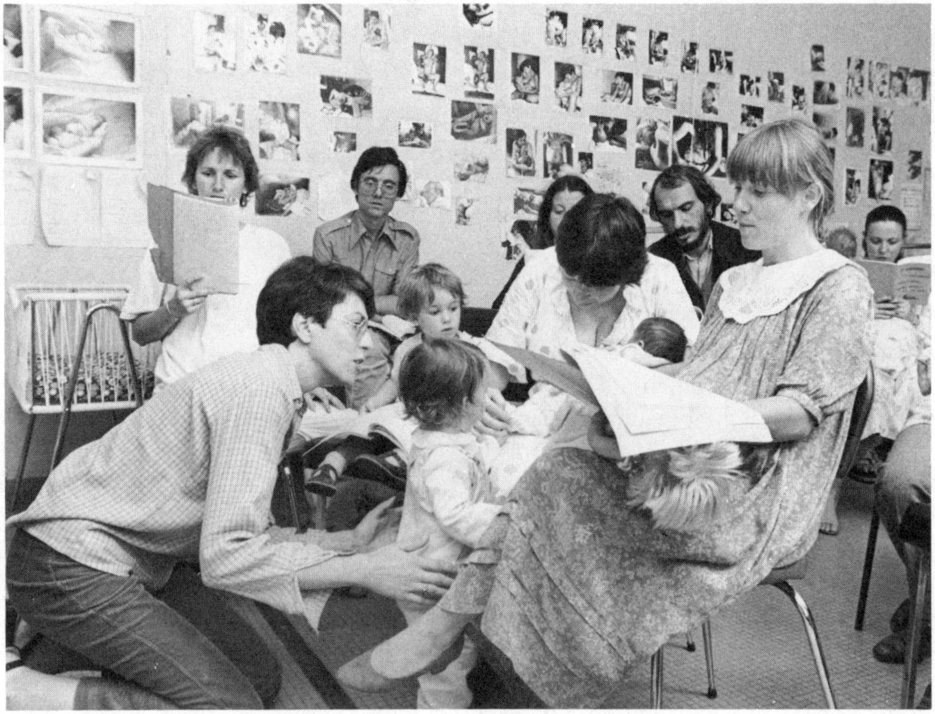

Im »Versammlungsraum«

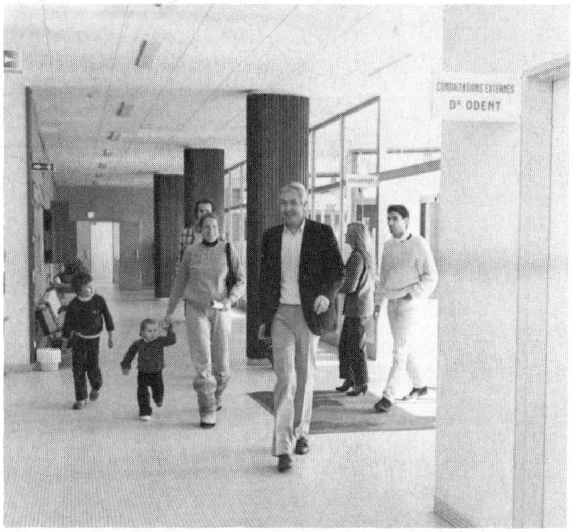

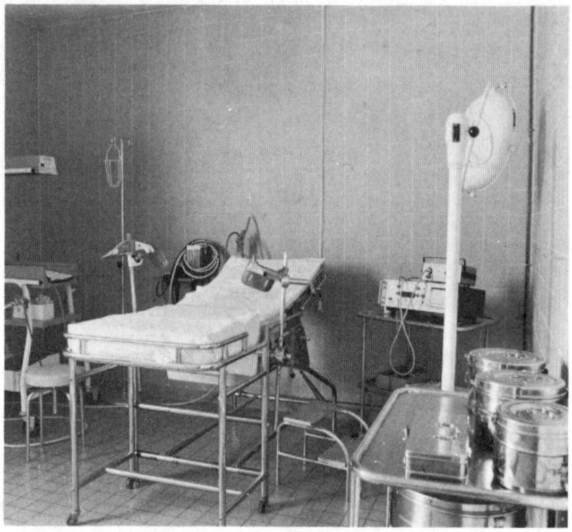

Einführung an. Gewöhnlich ist dieses Treffen der erste Kontakt einer Frau oder eines Paares zu unserer Klinik. Manchmal nehmen auch Leute, die gar nicht bei uns gebären möchten, an diesem Abend teil, um Sachinformationen zu bekommen, die ihnen dabei helfen, an einer anderen Klinik eine unkonventionelle Geburt für sich durchzusetzen. Wir beginnen mit einem Rundgang durch unsere Räumlichkeiten.

Nach der Besichtigung eines üblichen Kreißsaals* mit seinen weiß gekachelten Wänden, dem grellen Licht, den geheimnisvollen elektronischen Apparaten und dem Entbindungstisch mit den Beinhaltern gehen wir direkt in unseren *salle sauvage*, wo eigentlich alle Babys bei uns geboren werden.

Der Kontrast zwischen den beiden Räumen ist riesig. Im Geburtszimmer sind die Wände in Erdtönen gestrichen, die Vorhänge sind cremefarben und der Fußboden orange. Das Licht läßt sich jederzeit dämpfen. Wir sorgen in diesem Zimmer für eine besondere Atmosphäre, denn wie alle sexuellen Erfahrungen wird der Geburtsvorgang sehr stark von der Umgebung beeinflußt – von den Lichtverhältnissen, den Farbzusammenstellungen und der Einrichtung. Zudem haben wir alle Einrichtungsgegenstände entfernt, die zu einer bestimmten Haltung auffordern. Eine Hausgeburt findet meistens in einem Zimmer mit einem Bett statt, was leicht dazu führt, sich hinzulegen, in der Klinik hat die Mutter auf dem flachen Entbindungstisch gar keine andere Wahl als sich hinzulegen. In unserem Geburtszimmer haben wir ein großes, niedriges, rechteckiges Podest mit vie-

* Der einzige Grund, weshalb wir überhaupt noch herkömmliche Kreißsäle haben, ist der, daß wir zu einer staatlichen Klinik gehören und zu der Standardausrüstung verpflichtet sind. Den Entbindungstisch verwenden wir zwar manchmal zum Nähen, doch niemals bei Geburten. Wenn das alternative Geburtszimmer belegt ist, ist es überall, selbst in einem üblichen Kreißsaal, jederzeit möglich, die Fenster zu verdunkeln, ein Laken auf den Boden zu legen, für zusätzliche Wärme zu sorgen und so die richtige Atmosphäre zu schaffen.

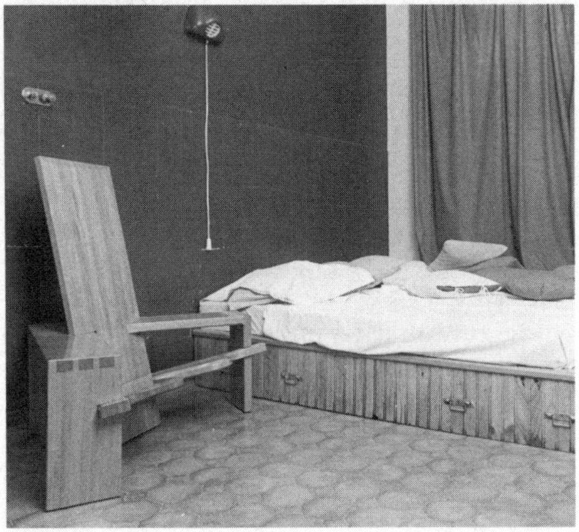

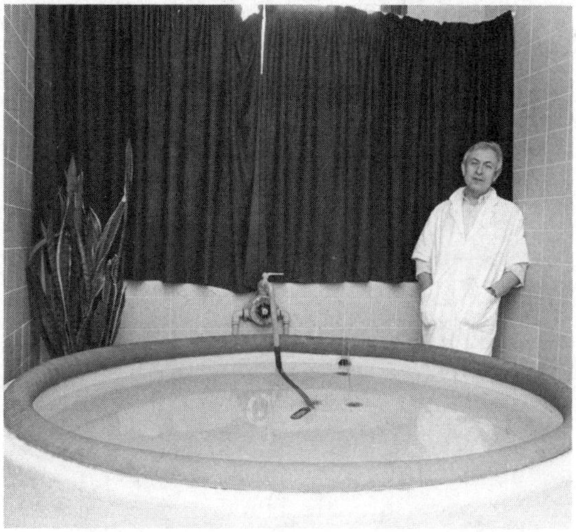

len Kissen, auf dem man sich frei bewegen kann. Gut zu diesem Raum paßt der Gebärstuhl aus Holz, den ein Tischler angefertigt hat, dessen Baby in Pithiviers zur Welt gekommen ist. Außerdem gibt es eine Stereoanlage, eine Schallplattenauswahl und nebenan einen Kühlschrank mit Wasser, Saft und Gläsern.

Im benachbarten Raum ist die Atmosphäre völlig anders, doch ebenso einfach. Hier dominiert Blau. Die himmelblauen Wände sind mit an Meereswellen erinnernden Bildern bemalt. Die marineblauen Vorhänge und das satte Grün einer Zimmerpflanze tragen zu dem Eindruck heiterer Gelassenheit bei. Mitten im Zimmer befindet sich ein rundes, himmelblaues Wasserbecken, extra unseren Bedürfnissen entsprechend angefertigt. Wir haben festgestellt, daß es den Frauen hilft, die Wehen entspannter zu verarbeiten und weniger Schmerzen zu empfinden, wenn sie in warmem Wasser liegen. Mit einem Durchmesser von 3,50 Metern und einer Tiefe von 80 Zentimetern bietet es genügend Bewegungsfreiheit. Die Frauen können völlig ins Wasser eintauchen, ohne Angst haben zu müssen.

Nach dieser kurzen Besichtigung beantworten wir allgemeine Fragen über praktische, medizinische und administrative Themen. Ich mache jedesmal sehr deutlich, was gerade wir in Pithiviers tun, um die Frauen und ihre Babys bei der Geburt zu unterstützen. Allen, die zu diesen Treffen kommen, wird sehr bald klar, daß wir so gut wie gar nichts im Sinne herkömmlicher »Geburtsvorbereitung« anbieten, es völlig ablehnen, Frauen in dieser Hinsicht etwas vorzuschreiben. Vor allem bringen wir keine »richtige« Geburtshaltung bei. Entgegen der Vorstellung, die sich so tief in uns eingegraben hat, daß alle Frauen bei der Geburt liegen *müssen* (im Französischen hat das Wort für »gebären«, *accoucher,* ursprünglich die Bedeutung von »liegen«), weisen wir ausdrücklich darauf hin, daß die werdende Mutter völlige Bewegungsfreiheit hat. Wir erklären die physiologischen Nachteile der liegenden Haltung bei der Geburt und versichern den Frauen, daß sie selbst die ihnen gemäßen Haltungen herausfinden werden. Wir lehren auch keine Atemtechniken. Es ist unmöglich, für die Wehen eine Atemmethode anzugeben, ohne gleichzeitig eine bestimmte Geburtshaltung vorzuschreiben. Je nachdem, ob wir gehen, stehen, hocken, knien, aufrecht sitzen, uns anlehnen oder im Wasser liegen, atmen wir ganz unterschiedlich. Unser Ansatz widerspricht also genau der herkömmlichen Psychoprophylaxe, der Lamaze-Methode, die die Frauen lehrt, ihre Atmung, ihre Gedanken und ihre Emotionen unter Kontrolle zu halten. Ich erkläre, daß wir in Pithiviers genau das Gegenteil machen. Wenn die Geburt begonnen hat, unterstützen wir die Frauen dabei, sich der Erfahrung zu überlassen, die Kontrolle aufzugeben und alles Erlernte zu vergessen – alle kulturellen Vorstellungen und Verhaltensvorschriften. Je weniger eine Frau über die »richtige« Art zu gebären gelernt hat, um so einfacher hat sie es.

Ich beschreibe außerdem ein Phänomen, das für die letzten Momente vor der Geburt typisch ist: wenn die Austreibungsphase beginnt, hat eine Frau häufig das Bedürfnis, aufzustehen, in die Knie zu gehen und sich an ihren Partner zu hängen, sich bei ihm festzuhalten. Zur Vorbereitung auf dieses Stadium haben wir etwas beizutragen – doch betrifft das nicht die Mutter: wir können dem Partner zeigen, wie er während der Wehen die Schultern der Frau abstützt, ohne Rükkenschmerzen zu bekommen. Bei dem Vater des Babys und auch bei anderen möglichen Helfern erregt die Aussicht, sich so aktiv beteiligen zu können, gewöhnlich reges Interesse.

Von Donnerstag zu Donnerstag sind die Gespräche sehr unterschiedlich. Manchmal drehen sich die Fragen ums Stillen oder die Anwendung und den Sinn von Ultraschalluntersuchungen oder die Bedeutung guter Ernährung. Immer häufiger kommt bei unseren Donnerstagstreffen das Thema Ernährung zur Sprache, und das ist gut so. Bisher hat die Bedeutung unserer Ernährungsgewohnheiten zu wenig Beachtung gefunden. Interessanterweise dreht sich das Gespräch selten um Schmerzen. Natürlich reden wir über den Geburtsschmerz, doch betonen wir immer, daß das jede Frau anders empfindet, und daß sich auch das Schmerzempfinden sehr verändert, wenn eine Frau nicht auf dem Rücken liegen muß, sondern umhergehen oder sich in einem Becken mit warmem Wasser entspannen kann. Außerdem verändert sich die Einstellung der Frau zum Schmerz, je stärker sie sich ihrer Fähigkeit bewußt wird, gut mit der Geburt zurechtzukommen.

Mir ist es sehr wichtig, daß jeder nur einmal zu den Donnerstagstreffen kommt. Erstens ist das die einzige Möglichkeit, die Gruppen klein zu halten, und zweitens wird so verhindert, daß die Treffen Kurscharakter bekommen. Von dieser Einschränkung abgesehen sind Frauen und Paare eingeladen, unsere Entbindungsstation zu besuchen, so oft sie Lust dazu haben.

Die Freitagabende sind dem zwanglosen Gespräch vorbehalten. Es gibt keine Gesprächsleiter und kein bestimmtes Programm. Auf dem Tisch in der Mitte des Zimmers werden Saft und Gebäck angeboten. Das ist wie eine Party. Die Leute gehen herum und kommen ungezwungen miteinander ins Gespräch. Mütter mit ihrem Baby auf dem Arm kommen mit werdenden Müttern zusammen – das ist immer eine lohnende Begegnung. Auch hier sind wir weit davon entfernt, bewußt etwas vermitteln zu wollen, doch werden bei diesen Zusammenkünften viele Informationen ausgetauscht und viel Neues in Erfahrung gebracht, wenn die Anwesenden über ihre körperlichen und emotionalen Erfahrungen bei der Geburt berichten.

Am Dienstag versammeln wir uns alle um das Klavier und singen zusammen. Damit fingen wir an, als wir uns für die Frage interessierten, was ein Baby im Mutterleib wahrnehmen kann. Wir vermuten, daß das Baby einen diffusen Sinn für Schwingungen entwickelt, bevor die spezialisierten Gehörvorgänge in Funktion treten. Vielleicht kann der Fötus schon sehr früh die Schwingungen von Geräuschen wahrnehmen, vor allem die Stimme seiner singenden Mutter, deren Frequenzbereich sehr viel größer ist als der ihrer Sprechstimme.

Mit der Zeit stellten wir jedoch fest, daß die Singgruppe andere, unmittelbarere Vorteile hatte. Zum einen ist Singen eine einfache Möglichkeit für die Frauen, ihre Zwerchfellmuskeln zu trainieren und zu lernen, sich auf das Ausatmen zu konzentrieren, was ihnen helfen kann, sich bei der Geburt zu entspannen. Auch hilft Singen den Frauen, sich

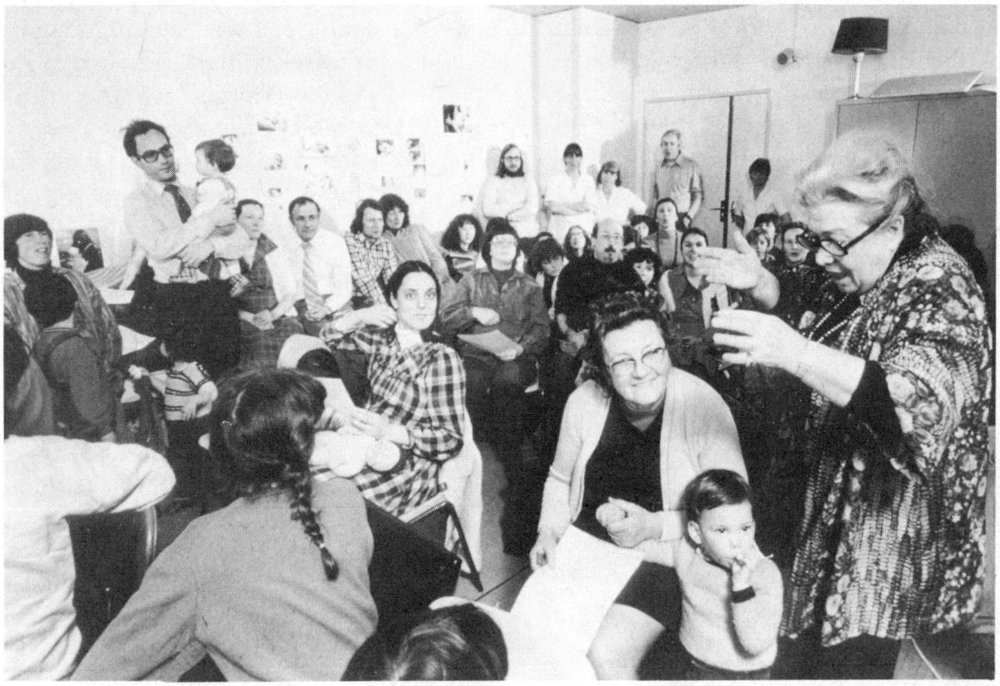

Die Singgruppe

wohlzufühlen, unbefangen und ausgelassen zu sein – die ganze Bandbreite ihrer Emotionen zu erfahren und ihnen freien Lauf zu lassen. Außerdem bietet die Singgruppe den werdenden Müttern und Paaren eine weitere Möglichkeit, junge Mütter kennenzulernen, denn viele kommen auch weiterhin mit ihren Babys auf dem Arm zum Singen. Andere Familienmitglieder bekommen den Ort der Geburt zu sehen. Die Kinder sind beim Mitsingen herzlich willkommen, und manchmal kommen auch die Großeltern mit. Das Gefühl der Wärme bei diesen Zusammenkünften läßt sich schwer beschreiben. Alle singen mit, die Hebammen und ich auch. Wenn wir so zusammen singen, ist die gewohnte Trennung zwischen Patienten und Experten aufgehoben, eine neue Beziehung entsteht.

Die Seele dieser Singgruppe ist eine außergewöhnliche Frau namens Marie-Louise Aucher mit ihrer warmherzigen, originellen Persönlichkeit. Marie-Louise, die ausgebildete Sängerin ist, hat einen großen Teil ihres Lebens der Aufgabe gewidmet, Menschen dadurch zu helfen, daß sie ihnen das Singen beibringt. Während in der herkömmlichen Musiktherapie die Klienten lediglich als Zuhörer gelten, sind sie für Marie-Louise selbst die Musiker. (Sie hat mit Kindern und Erwachsenen, mit psychisch Kranken und mit Down-Syndrom-Patienten gearbeitet.) Zur Zeit engagiert sie sich leidenschaftlich beim Singen mit den Schwangeren in Pithiviers. Ich hörte 1976 durch gemeinsame Freunde zum ersten Mal von Marie-Louise. Ebenso wie wir interessierte sie sich für die Wirkung von Geräuschen, besonders der mütterlichen Stimme, auf den Fötus. Eines Tages besuchte sie uns in Pithiviers, und ich bat sie, regelmäßig zu uns zu kommen. Wir kauften ein Klavier und luden die Schwangeren zum gemeinsamen Singen ein. Seit der Zeit ist die Singgruppe eines unserer Vergnügungen in Pithiviers. Marie-Louise erinnert uns immer wieder daran, daß wir Schwingungen nicht nur mit unseren Ohren, sondern mit unserem gesamten Körper wahrnehmen. Sie weiß, wie sie die verschiedenen Stimmungen in jedem von uns zum Klingen bringt. An manchen Tagen erzeugt sie eine Stimmung der Ruhe und Gelassenheit, an anderen Tagen sind wir voll freudiger Begeisterung. Da sie älter als wir alle ist, übernimmt sie manchmal die Rolle der Großmutter. Wenn sie mit uns zusammen ist, haben wir wirklich das Zugehörigkeitsgefühl zu einer Gemeinschaft.

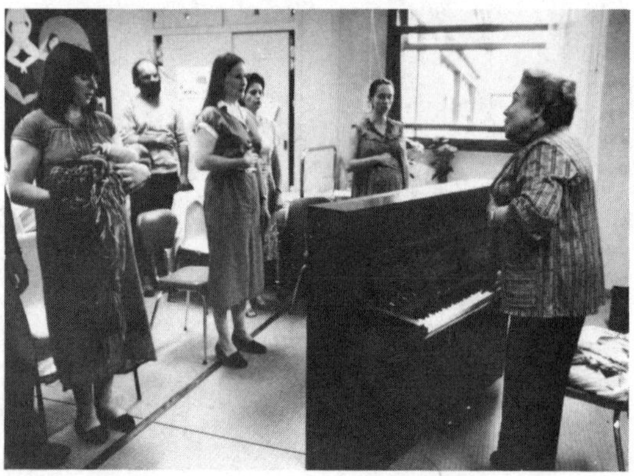

Gewöhnlich schließen wir die Singgruppe mit Tanzen ab, sowohl mit traditionellen Volkstänzen wie auch mit Gesellschaftstänzen wie Walzer. Die Bewegung beim Tanz könnte sich durchaus günstig auf die Kinästhetik, den Bewegungssinn des Kindes, auswirken, der später für ein gutes Gleichgewichtsgefühl sorgt. Doch vor allem macht das Singen und Tanzen Freude. Und das sollte keinesfalls unterbewertet werden; sie kann sich nur wohltuend auf die Schwangerschaft auswirken.

Mittwochs kommt regelmäßig ein junger Kinderarzt zum Gespräch über Kinderpflege nach Pithiviers. Dieser offene Abend bietet der ganzen Familie eine weitere Möglichkeit, die Klinik kennenzulernen, und Schwangere können mit erfahrenen Müttern zusammentreffen.

Unsere donnerstagnachmittags stattfindende Gruppe »Yoga und Schwangerschaft« wird von einer jungen Frau, Gandha, geleitet, die eine erfahrene Yogalehrerin ist und 1975 bei uns ihr Kind zur Welt gebracht hat. Gandha meinte, daß ihre Yogakenntnisse ihr bei der Geburt geholfen hatten und daß sie auch anderen Frauen nützen könnten. Sie bot an, in der Klinik Yogaunterricht zu geben, und ich war sehr dafür. Die Yogagruppe ist bis heute ein Erfolg. Diese Gruppe entspricht völlig unserer Einstellung, Frauen dabei zu unterstützen, jene körperlichen und emotionalen Reserven zu entdecken, die ihnen bei den Wehen und der Geburt helfen und medizinische Eingriffe weitgehend überflüssig machen. Yoga kann den Frauen zu mehr Lockerheit verhelfen und sie anleiten, auf scheinbar ganz neue Weise mit ihrem Körper umzugehen. Zum Beispiel entdecken viele Frauen durch Yoga die Hockstellung wieder, die jedem Kind vertraut ist und für Frauen bei der Geburt besondere Vorteile hat. Es trifft sich gut, daß die erhöhte Hormonproduktion während der Schwangerschaft zu größerer körperlicher Beweglichkeit verhilft und so das Üben leichter macht.

Den Frauen, die vorhaben, ihr Kind bei

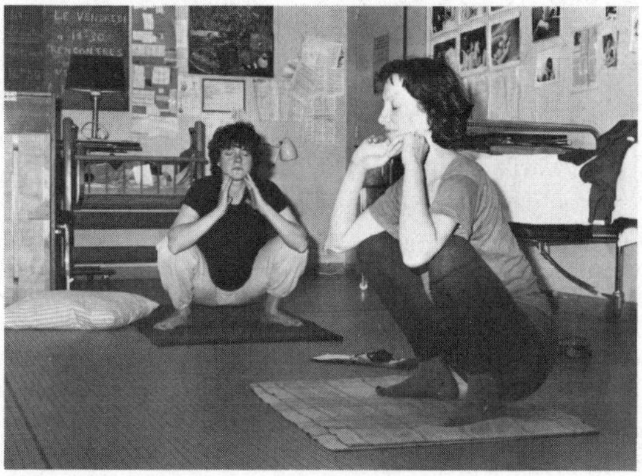

uns zu gebären, raten wir außerdem zu viel Bewegung. Sehr empfehlenswert ist Schwimmen. In vielen Städten Frankreichs gibt es in den Schwimmbädern spezielle Badezeiten für Schwangere. Die Wassertemperatur ist dann meist erhöht (auf 30° C), und manchmal macht eine Hebamme und erfahrene Schwimmerin mit den Frauen Entspannungsübungen. Denis Brousse, Schwimmlehrer in Montpellier, hat für Schwangere ein paar besonders interessante Ideen. Er meint, daß diejenigen, die nie Schwimmen gelernt haben, sich häufig unter Wasser am wohlsten fühlen, weil sie sich noch nicht angewöhnt haben, gegen das Gefühl des Untertauchens anzukämpfen. Denis unterstützt die Frauen dabei, loszulassen, sich passiv ins Wasser fallen zu lassen, völlig unterzutauchen, beim Ausatmen Laute von sich zu geben und auf den Grund zu kommen. Diese Frauen können die Panik überwinden, die sie möglichst schnell wieder zur Oberfläche drängt, und berichten, daß ihnen das zu Stärke und Wohlbefinden verhilft. Das ist eine gute Übung, um Angst zu überwinden.

Lieber Papa,

es gibt eine wöchentliche Veranstaltung, die ich um nichts auf der Welt verpassen möchte. Ich vermerke die Termine sorgfältig. Selbst ohne im Kalender nachzuschauen, habe ich noch keinen ausgelassen. Und wo zieht es mich hin? Zum Singen in die Entbindungsklinik. Unsere liebe alte Großmutter, Marie-Louise, ist immer zur Stelle – ihrer Arbeit treu ergeben – oder besser gesagt, ihrem Klavier. Wenn sie den Mund aufmacht, um mit uns zu reden, ist der Raum von einer der schönsten Stimmen erfüllt, die ich je gehört habe. Wir alle hören ihr aufmerksam zu und genießen jedes Wort als wäre es eine Köstlichkeit. Wir sind verzaubert, gefangen, überwältigt. Wenn sie sich ans Klavier setzt, rieseln die Noten wie Perlen. Ihre Stimme erklingt für alle noch nicht geborenen Babys und die Mütter, die sie in ihrem Bauch tragen. Mit der Einfachheit einer wirklichen Künstlerin gelingt es ihr, uns alle in die Oper zu versetzen!

Wenn wir das Lied »La flute et la belle eau« singen, merken wir gar nicht, wie hoch wir kommen, bis wir dann wirklich in den Wolken schweben und die hohe B-Tonart singen. Wie konnten wir uns in solche Höhen erheben, und dann unverletzt wieder auf der Erde landen? Und plötzlich unterhält sich Marie-Louise mit den Kindern. Sie hat immer ein freundliches Wort, einen lustigen Gedanken für die Kinder übrig, für all die frischen Stimmen, die bereit sind zum Singen. Sie rückt ihre Brille zurecht, und schon geht es weiter, in die himmlischen Gefilde der Kinder- und Schlaflieder.

Lächelnd geht sie zu ernsteren Themen über: wahre Liebe, unglückliche Liebe, die Welt der Erwachsenen. Matrosen machen sich zum Land ihrer Träume auf und bleiben unvergessen. Liebe wird zu Schmerz wird zu Liebe, und die Glücksamsel bringt mit ihrem Singen zärtliche Momente in unser Leben.

Abrupt steigert Marie-Louise den Rhythmus. Die Melodien werden immer schneller. Unermüdlich eilen wir ihr nach, doch niemand weiß wohin. Huh! Nach einem solchen Lied hast du einen tiefen Atemzug nötig! Marie-Louise erhebt sich. Hinter ihren blitzenden Brillengläsern leuchten ihre Augen schelmisch auf. Das Lächeln eines sprühenden Geistes, die Poesie der Kindheit, das Glück, mit ihren Worten und ihrer Musik zu leben, wärmt uns allen das Herz. Blitzartig fordert sie uns auf zu tanzen, die Stühle beiseite zu räumen und in fließenden Bewegungen den Melodien ihrer Gitarre zu folgen. Und kurz darauf tanzen wir alle.

Eines Tages hatte Marie-Louise sogar noch bessere Laune als gewöhnlich. Neugierig fragte ich sie warum. Ihre einfache Antwort lautete: »Ich komme gerade von einer Gerichtsverhandlung. Mein Nachbar hat all meine Abflußrohre verstopft, und die Situation ist so lächerlich, daß sie mich in die beste Stimmung versetzt!« Ich verstand, was sie meinte. Wenn du singst, singt das Leben, und die aufschäumende Freude in dir läßt sich durch nichts aufhalten.

Marie-Louise ist so jung, daß ihr Alter schwer zu glauben ist. 72 Lenze lang hat sie erlebt, wie sich die Knospen öffnen, doch ihr Herz bleibt ewig jung. Du würdest begeistert von ihr sein, Papa, Musikliebhaber, der du bist!

Deine Dich liebende Tochter

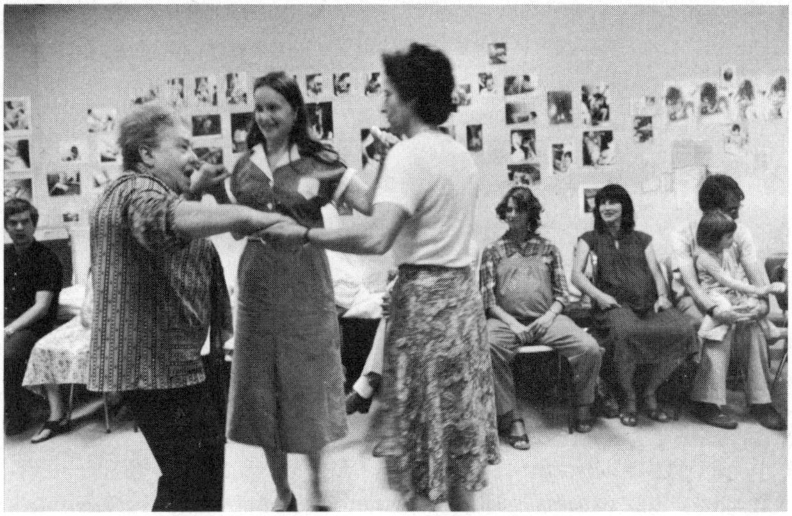

Zwar spielen die Alltagsgewohnheiten einer Frau eine wichtige Rolle dabei, wie gut sie auf die Geburt vorbereitet ist, doch sind auch die Vorsorgeuntersuchungen bedeutsam für den Verlauf der Wehen und der Geburt. In Deutschland ist es üblich, alle vier bis sechs Wochen zur Vorsorgeuntersuchung zu gehen. Einige Ärzte und Frauen halten es für sinnvoll, zusätzliche Untersuchungstermine auszumachen. Auf jeden Fall scheint es von der Art und nicht von der Anzahl der Vorsorgeuntersuchungen abzuhängen, welche Wirkung sie haben.

Viel zu häufig wird die Schwangerschaft bei solchen Untersuchungen wie eine Krankheit behandelt und oft entstehen dabei mehr Probleme als gelöst werden. In der Regel tritt bei einer solchen Vorsorgeuntersuchung ein möglicherweise bedenklicher Tatbestand zu Tage, dem der Arzt zweifelsohne seine Aufmerksamkeit schenken wird: der Muttermund ist verkürzt, zu weich oder schon eröffnet; das Baby ist zu groß oder zu klein für das jeweilige Schwangerschaftsstadium; die Mutter hat zuviel oder zuwenig zugenommen; der Blutdruck ist zu hoch oder zu niedrig; die Form oder die Größe ihres Bekkens ist ungünstig und so weiter. Gewöhnlich folgt eine Ultraschalluntersuchung, eine weitere Möglichkeit für den Arzt, einige beunruhigende Einzelheiten über die Lage der Plazenta oder die Größe und die Umrisse des Fötus herauszufinden. Schließlich werden so viele Blut- und Urinuntersuchungen durchgeführt, daß mindestens ein Ergebnis wahrscheinlich den Bereich des »Normalen« verläßt. Ein solcher Arztbesuch endet gewöhnlich damit, daß der Arzt irgendein Medikament und manchmal sogar Bettruhe verschreibt.

Es gibt eine zweite Art von Vorsorgeuntersuchung, die als neutral bezeichnet werden könnte und oft die Auswirkungen der ersten Sorte wieder aufheben muß. In Pithiviers bemühen wir uns um Untersuchungen dieser zweiten Art. Die Untersuchung kann sehr kurz sein; ein geschickter Arzt braucht zum Erfassen des Wesentlichen wenig Zeit. Der erste Schritt besteht in einem Überprüfen von Anomalien, die sofortige Maßnahmen erfordern. Im Grunde gibt es jedoch wenige Fälle, in denen es sinnvoll oder auch möglich wäre, bei einer problematischen Diagnose gleich etwas zu unternehmen. Harnröhreninfektionen kann man behandeln, und bei Eiweiß im Urin, einem plötzlichen Anstieg des Blutdrucks und Wasseransammlungen im Gewebe, was die Diagnose einer Präeklampsie nahelegt (ein bestimmtes Stadium der Schwangerschaftsvergiftung und die Haupttodesursache bei Schwangeren), ist eine Klinikeinweisung angebracht. Es kann auch sein, daß wir einer Frau, die eine anstrengende und unbefriedigende Arbeit verrichten muß, dazu raten, eine Pause einzulegen.

Wir verlangen nur die grundlegendsten Urin- und Blutuntersuchungen und wenden sehr selten Ultraschall an. Das ist sowohl für Ärzte wie für werdende Mütter ungewohnt, denn bei den meisten Vorsorgeuntersuchungen und in den meisten Kliniken ist Ultraschall inzwischen zur Routine geworden. Man schreibt diesen Untersuchungen beinahe eine Wunderwirkung zu und glaubt, daß dadurch alle möglichen Probleme gelöst werden könnten. Gewiß liefert eine Ultraschalluntersuchung eine Menge Informationen, um sowohl die Neugierde des Arztes wie auch der Eltern zu befriedigen. Doch letztendlich erfahren wir dadurch selten mehr als durch die Diagnose eines erfahrenen Arztes. Selbst wenn uns eine solche Untersuchung etwas zeigt, was wir durch andere Methoden nicht entdeckt hätten, haben wir festgestellt, daß uns das selten zu einer anderen Vorgehensweise veranlaßt hat.

Nehmen wir zum Beispiel an, daß ein früher Ultraschall eine zu tief sitzende Plazenta anzeigt. Das löst bei der Frau vielleicht große Ängste aus, doch der Arzt kann bis zur Geburt nichts dagegen unternehmen. Außerdem hat es gar keinen Sinn, sich deswegen jetzt Sorgen zu machen, denn die Lage der Plazenta wird erst gegen Ende der Schwangerschaft wichtig – und dann sitzt die Plazenta in solchen Fällen meist sowieso nicht mehr so nahe am Muttermund. Während der Geburt kann ein erfahrener Arzt manuell leicht feststellen, ob die Plazenta im Weg ist. Wenn sie tatsächlich den gesamten Muttermund verdeckt, kann er einen Kaiserschnitt anordnen. Wenn der Muttermund nur zum Teil verdeckt ist, kann die Geburt ihren Lauf nehmen, wobei ein Eingriff immer noch möglich ist, falls die Mutter zuviel Blut verliert oder das Kind gefährdet ist.

Betrachten wir ein weiteres häufiges Vorkommnis – der Ultraschall ergibt in einem frühen Stadium eine Zwillingsschwangerschaft. Doch ungeachtet der Untersuchungsergebnisse entwickelt sich manchmal nur ein Fötus weiter. Anstatt sich auf das Untersuchungsergebnis zu verlassen, braucht nur geduldig bis zum siebten oder achten Schwangerschaftsmonat abgewartet zu werden, dann kann der Arzt durch sorgfältiges Abtasten eine Zwillingsschwangerschaft leicht feststellen. Manchmal wird durch Ultraschall eine Mißbildung des Neuralrohrs wie zum Beispiel Anenzephalie oder Spina bifida offenbar. Doch um praktischen Wert zu haben, muß diese Entdeckung so früh gemacht werden, daß ein Schwangerschaftsabbruch möglich ist. Eine solche Diagnose kann niemals mit hundertprozentiger Sicherheit gestellt werden, wodurch die Frage eines Schwangerschaftsabbruchs noch problematischer wird. Auf jeden Fall sollte bedacht werden, daß viele Babys mit Mißbildungen des Neuralrohrs auf natürliche Weise im Mutterleib oder wenige Tage nach der Geburt sterben. Ein weiterer häufiger Grund für die Anwendung von Ultraschall ist die Feststellung des genauen Empfängnisdatums und somit des Geburtstermins. Doch selbst wenn die Frau einen unregelmäßigen Zyklus hatte, kann ein erfahrener Arzt diesen Termin fast immer ebenso präzise feststellen, indem er die richtigen Fragen stellt und die Frau in der Frühschwangerschaft untersucht.

So interessant Ultraschallergebnisse auch sind, sie haben größtenteils keinen praktischen Wert. In Pithiviers gilt als allgemeine Regel, daß solche zusätzlichen Untersuchungen nur durchgeführt werden, wenn sie sich definitiv auf die Entscheidungen des Arztes oder der Frau auswirken, und diese allgemeine Regel bietet uns wenig Gelegenheit zur Anwendung von Ultraschall.

Neben diesem Prinzip, Eingriffe auf ein Minimum zu beschränken, gibt es andere gute Gründe zum sparsamen Umgang mit Ultraschall. Wir sollten nicht vergessen, daß bisher noch nicht bekannt ist, wie sich selbst kurzzeitig angewandter Ultraschall auf die Mutter oder den Fötus auswirken. Obwohl viele Ärzte und Technologen Ultraschall für unschädlich halten, werden jetzt umfangreiche Studien zur Erforschung der Wirkung des Ultraschalls auf Erbanlagen, fötale Entwicklung, Blut und Gefäße, Immunsystem und vieles andere durchgeführt. Da diese Untersuchungen gerade erst begonnen haben, ist es für definitive Schlußfolgerungen noch zu früh. Wir können nur abwarten und uns fragen, was sich uns in vierzig Jahren zeigen wird, wenn ein oder zwei Generationen im Mutterleib buchstäblich von Schallwellen durchgeschaukelt worden sind.

Die Fruchtwasseruntersuchung ist eine weitere umstrittene Vorsorgemaßnahme. Dabei wird mittels Ultraschall die Lage des Fötus bestimmt und dann durch die Bauchdecke der Mutter eine Nadel eingeführt, um etwas Fruchtwasser zu entnehmen. Das Fruchtwasser enthält abgestoßene Zellen des Fötus, mit denen eine Kultur angelegt wird, um die chromosomale Zusammensetzung zu bestimmen. Die Fruchtwasseruntersuchung, Amniozentese, wird gewöhnlich in der 16. Schwangerschaftswoche durchgeführt, und nach etwa drei Wochen kann mit dem Ergebnis gerechnet werden. Bei Frauen über 30 ist die Fruchtwasseruntersuchung zur Routine geworden, weil mit zunehmendem Alter ein größeres Risiko besteht, ein mongoloides Kind zu bekommen.

Wir in Pithiviers stehen der Fruchtwasseruntersuchung nicht ablehnend gegenüber. In einigen Ausnahmefällen, wenn es in einer Familie Fälle von Erbkrankheiten gegeben hat, können durch eine Fruchtwasseruntersuchung die Ängste einer Frau zerstreut werden, so daß sie beruhigter ist. Doch meist drängen wir, unabhängig vom Alter einer Frau, nicht zu dieser Untersuchung. In jedem Fall jedoch informieren wir die Frau so ausführlich wie möglich, damit sie die Risiken einschätzen und selbst entscheiden kann. Es muß ihr bewußt sein, daß eine Fruchtwasseruntersuchung nur Sinn hat, wenn sie sich für den Fall, daß eine Abnormität festgestellt wird, zu einem Schwangerschaftsabbruch entschließen kann, und daß der Eingriff mit einem Fehlgeburtsrisiko von 0,5 bis 2 Prozent verbunden ist. Einige Untersuchungen liefern auch Hinweise auf eine größere Häufigkeit von Atemproblemen bei Neugeborenen und auf einen Zusammenhang mit häufiger auftretenden orthopädischen Mißbildungen, wenn die Mutter im zweiten Schwangerschaftsdrittel eine Fruchtwasseruntersuchung hatte. Wir unterstützen Frauen dabei, Statistiken aus positiver Sicht zu bewerten. Anstatt zum Beispiel zu sagen, daß für Frauen über 40 in einem von 109 Fällen das Risiko eines mongoloiden Kindes besteht, warum nicht davon ausgehen, daß diese Frauen eine etwa 99prozentige Chance haben, ein genetisch gesundes Kind zur Welt zu bringen? Unser Anliegen ist es, Informationen zu vermitteln und nicht Angst auszulösen. Die Folge ist, daß wir in Pithiviers feststellen können, daß viele Frauen von einer Fruchtwasseruntersuchung absehen.

Und schließlich deckt sich unser Umgang mit dem Risiko von Frühgeburten nicht im geringsten mit den gängigen Lehrmeinungen der letzten Jahre. Die regelrechte Zwangsvorstellung von Frühgeburten hat bei vielen Ärzten zu einer aggressiven Präventiveinstellung geführt. In vielen Ländern ist es üblich, zur Vermeidung einer Frühgeburt Bettruhe zu verordnen, doch konnte noch in keiner Untersuchung gezeigt werden, daß Bettruhe etwas bewirkt. Deshalb stehen wir der Wirksamkeit solcher Empfehlungen weiterhin sehr skeptisch gegenüber. Wir sind auch deshalb gegen Bettruhe, weil wir befürchten, daß eine längerzeitige Ruhigstellung durch Einschränkung der Stimulierung des Vestibulums (ein innerer Teil des Ohrs) – das Informationen über die Lage des Körpers weitergibt und für das Gleichgewicht sorgt – beim Fötus einen sensorischen Mangel bewirken kann. Außerdem wird möglicherweise durch das Vestibulum die Orientierung des Fötus in der Gebärmutter beeinflußt, und wenn es in seiner Funktion gestört wird, kann das zu Steiß- oder Schulterlagen führen. Aus unserer Sicht kann die übliche Anordnung von Bettruhe nur als weiteres Beispiel für das Eingreifen der Geburtshilfe in den Geburtsverlauf betrachtet werden: Nicht nur während der Geburt wird den Frauen gesagt, daß sie liegen sollen, sondern auch während der gesamten Schwangerschaft.

Auf der gleichen Grundlage stellen wir auch die übliche Praxis in Frage, wehenhemmende Medikamente zu verschreiben, um eine Frühgeburt zu verhindern. Diese Medikamente, die von den Frauen unter Umständen tage-, wochen-, ja sogar monatelang genommen werden, haben starke schädliche Nebenwirkungen wie Herzklopfen, Benommenheit und Unwohlsein. Wenn eine Frau besorgt zu uns kommt, weil sie Wehen spürt, stellen wir zunächst einmal fest, daß die Geburt nicht begonnen hat. Dann machen wir klar, daß die Gebärmutter ein Muskel und kein inneres Behältnis ist; durch Kontraktionen wird die Gebärmuttermuskulatur trainiert und gestärkt und sie können auch eine vom Baby benötigte Stimulation bewirken. Wenn eine Frau diese Kontraktionen als schmerzhaft empfindet, können die Beschwerden durch ein warmes Bad sicherlich behoben werden. Wir befürchten ferner, daß durch diese wehenhemmenden Mittel die Anregung einer guten Entwicklung der Sin-

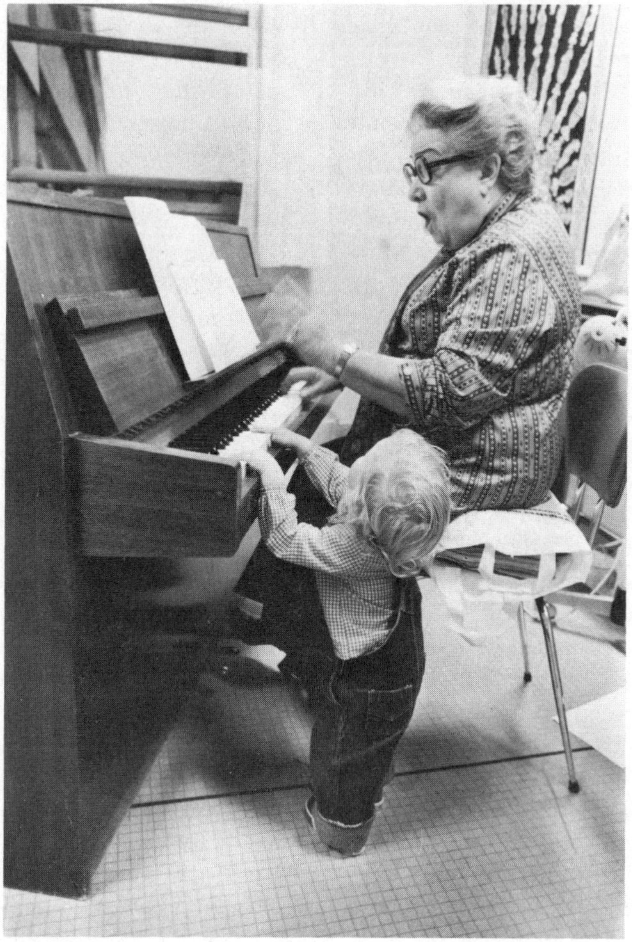

nesfunktionen des Fötus behindert wird. Besonders beunruhigt sind wir über die Behauptung einiger Ärzte, sie könnten durch Testen der Empfindsamkeit der Haut des Babys nach der Geburt feststellen, ob sich das Kind unter der Einwirkung solcher Medikamente entwickelt hat oder nicht.

Ungewöhnlich ist es bei uns auch, eine Cerclage zu machen. Darunter versteht man das Zunähen des Muttermundes, sie kann schon im dritten Schwangerschaftsmonat durchgeführt werden. Diese Maßnahme dient dazu, ein vorzeitiges Öffnen des Muttermundes (Zervix) zu verhindern. Doch die Diagnose der »Zervixinsuffizienz« ist sehr subjektiv. Zudem hängt eine Frühgeburt selten mit dem Zustand des Muttermundes zusammen. In Kliniken, die häufig Cerclagen machen, ist die Frühgeburtenrate nicht auffallend niedriger als in Kliniken, in denen das ein seltener Eingriff ist. Ich erkläre den Schwangeren, daß der Geburtsbeginn nicht durch den Muttermund bestimmt wird, sondern vom Baby selbst.

In den meisten europäischen Ländern liegt die Frühgeburtenrate bei 6 bis 7 Prozent, das bedeutet einen leichten Rückgang gegenüber vergangenen Jahren. Diese rückläufige Entwicklung seit 1970 wurde direkt medizinischen Maßnahmen wie häufigeren Vorsorgeuntersuchungen, hochentwickelter Technologie und der Verschreibung neuer Medikamente zugute gehalten. Doch könnte es auch andere Gründe für den Rückgang geben. In unserer Klinik, wo versucht wird, mit einem Minimum an medizinischen Maßnahmen auszukommen, waren bis 1974 von 1000 Geburten 4,9 Prozent Frühgeburten, bis 1981 waren es von 1000 Geburten 2,5 Prozent, wobei wir hier der Einfachheit halber alle Babys als »Frühgeburten« bezeichnen, die bei der Geburt unter 2,5 kg wiegen. Der bisherige und fortdauernde Rückgang unserer sowieso schon niedrigen Frühgeburtenrate kann auch durch die Tatsache erklärt werden, daß die Frauen, die in den letzten zehn Jahren nach Pithiviers kamen, insgesamt gesehen in besseren wirtschaftlichen Verhältnissen lebten. Das bedeutet, daß sie sich meist eines besseren Gesundheitszustands erfreuen, und deshalb keine so große Wahrscheinlichkeit einer Frühgeburt besteht. Die statistischen Unterschiede zwischen unseren Zahlen und denen der ganzen Welt sind jedoch viel zu groß, um lediglich auf diesen Faktor zurückgeführt werden zu können. Vielleicht könnte ein Zusammenhang zwischen unserer niedrigen Frühgeburtenrate und unserer allgemeinen Handhabung der Vorsorge hergestellt werden.

Manchmal fragen wir uns einfach, ob die Schwangeren nicht mehr davon hätten, wenn sie zu uns zum Singen kämen, anstatt noch zu einer weiteren Vorsorgeuntersuchung zu gehen.

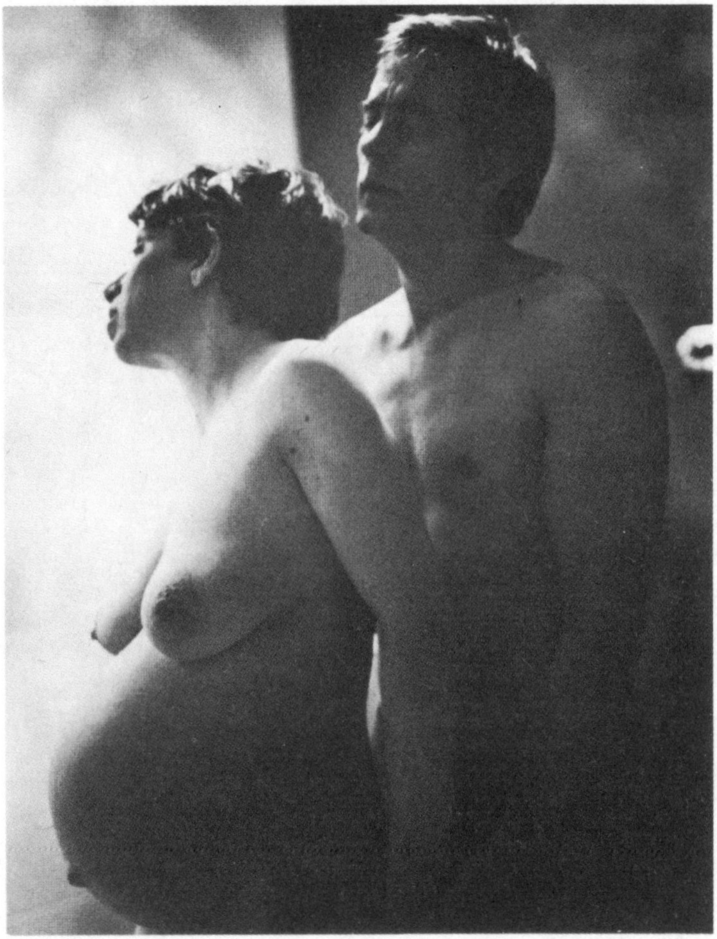

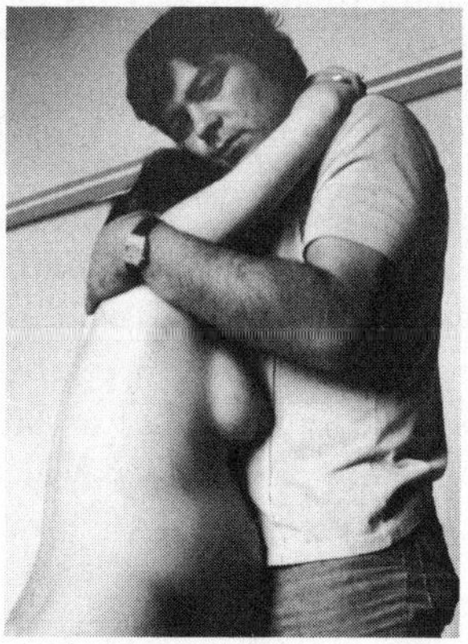

Den Frauen bei der Geburt helfen

Eine Frau mit Wehen kommt bei uns in der Klinik an. Ihr erster Kontakt zur Hebamme ist wichtig. Der freundliche Blick der Hebamme, ihr Lächeln, ihre Worte und Gesten wirken sich günstig auf die Geburt aus. Auch Entscheidungen, die zu diesem Zeitpunkt getroffen werden, können bedeutsam sein. Eine erfahrene Hebamme ist zum Beispiel in der Lage, die genaue Geburtsphase festzustellen. Wenn die Geburt gerade erst begonnen hat, rät die Hebamme der Frau vielleicht, noch nicht in der Klinik zu bleiben, sondern einen Spaziergang zu machen oder wieder heimzugehen, wenn sie in der Nähe wohnt. Wenn eine Frau sich weiterhin in einer vertrauten Umgebung aufhält und in Bewegung bleibt, dann ist es sehr wahrscheinlich, daß bei ihrer Rückkehr in die Klinik die Geburt schon gut fortgeschritten ist. Wenn die Frau während der gesamten Eröffnungsphase in der Klinik bleibt – der Phase, in der sich der Muttermund allmählich weitet –, dann stehen wir ihr bei, doch ohne dabei bestimmten Vorstellungen zu folgen; wir haben aus Erfahrung gelernt, nicht mechanisch oder dogmatisch vorzugehen. Jede Frau ist anders, und daraus folgt, daß jede Geburt wieder anders ist. Wir akzeptieren das. Wir nehmen uns keine bestimmten Strategien vor und folgen auch keinen genau festgelegten Regeln.

Dadurch ist eine enge Zusammenarbeit des Teams nicht beeinträchtigt: nachdem wir nun schon eine ganze Weile zusammenarbeiten, können wir uns oft einfach durch einen Blick oder eine Geste verständigen. Die Tatsache, daß wir ohne feste Regeln arbeiten, heißt auch nicht, daß wir keine allgemeinen Vorgehensweisen haben; im Gegenteil haben sich einige im Lauf der Jahre ganz natürlich im Einklang mit unserer Einstellung zu Flexibilität, Offenheit gegenüber allem Neuen und der zentralen Rolle der Mutter entwickelt. Diese allgemeinen Leitlinien sind auf alle Mütter anwendbar, unabhängig von ihrer bisherigen Geschichte, ganz gleich, ob eine Frau regelmäßig zu uns in die Klinik gekommen ist oder erst mitten in den Wehen das erste Mal mit uns zu tun hat; sie gelten für Frauen, die wir gut und solche, die wir kaum kennen, für Arbeiterinnen und Intellektuelle, für Frauen aus der Stadt und vom Land, für Einheimische und Zugereiste.

Zunächst möchten wir in Pithiviers die Vorstellung von der Schwangeren als Patientin zerstreuen, die sich in unserer westlichen Kultur so tief eingegraben hat. Wir halten eine Frau, die gerade in der Klinik eingetroffen ist, davon ab, sich sofort ihr Nachthemd

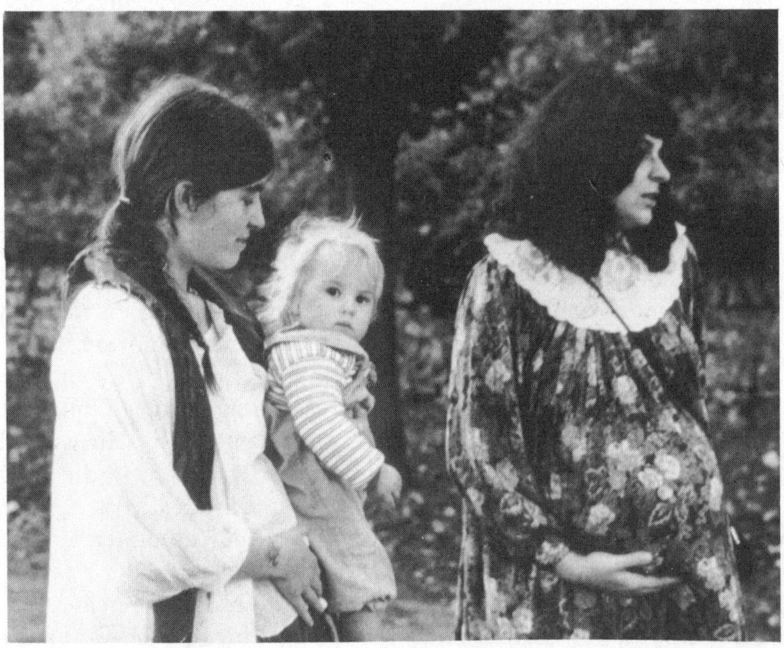

Eine Frau in den Wehen geht mit Freunden spazieren

anzuziehen und ins Bett zu gehen. Sie kann die Eröffnungsphase im Zimmer, im großen Gesellschaftsraum oder im Geburtszimmer verbringen. Manche Frauen gehen während dieser Zeit gern durch die Flure oder schlendern im Garten umher. Wir in Pithiviers betonen, daß alles möglich ist.

Wenn die Eröffnungsphase fortgeschritten ist und die Wehen stärker werden, dann fühlt sich die Frau in einem ruhigen Zimmer mit gedämpftem Licht am wohlsten. Die Frau, die auf ihren eigenen Körper lauscht, muß sich konzentrieren können und empfindet äußere Ablenkung meist als störend. Eine ruhige Umgebung kann der Frau den Übergang in ihre Innenwelt erleichtern. Viele Säugetiere bringen schließlich ihre Jungen in dunklen, ruhigen, abgelegenen Ecken zur Welt. Es ist deshalb gar nicht überraschend, daß auch Menschen in den Wehen und bei der Geburt eine solche Umgebung aufsuchen. Unser *salle sauvage* ist diesen Bedürfnissen gemäß eingerichtet. Im Idealfall sollten alle Sinnesreize auf ein Minimum beschränkt werden. In manchen Fällen kann leise beruhigende Musik zu einem Gefühl der Ruhe und Gelassenheit beitragen. Das Zimmer ist warm genug, damit sich eine Frau unbekleidet wohlfühlen kann. Die meisten legen die Brille oder Kontaktlinsen ab, um sich stärker nach innen richten zu können.

Wir halten die Frau in den Wehen dazu an, sich auf das, was sie fühlt, zu verlassen, sich so zu bewegen, wie es ihr gefällt und jede Haltung einzunehmen, die ihr spontan einfällt. Sie kann umhergehen, sitzen, knien, sich an jemanden oder etwas anlehnen oder sich hinlegen, wenn ihr danach zumute ist. Wenn den Frauen das freisteht, entscheiden sie sich selten längere Zeit für die liegende oder halbsitzende Position, weil es einfach nicht bequem ist. Aus dem gleichen Grund vermeiden die meisten Frauen gegen Ende der Schwangerschaft die Rückenlage und rollen sich statt dessen lieber auf der Seite liegend zusammen. Wenn eine Frau während der Wehen auf dem Rücken liegt und zögert, sich zu bewegen oder eine andere Haltung einzunehmen, dann erliegen wir manchmal der Versuchung, ihr zu erklären, daß durch diese Haltung die Sauerstoffzufuhr zum Baby verringert wird, weil durch den Druck auf die Aorta und die Hohlvene der Blutfluß zur Gebärmutter behindert ist.

Gewöhnlich ist diese Erklärung überflüssig, weil die meisten Frauen es zu Geburtsbeginn instinktiv vorziehen, vornübergebeugt dazustehen, sich an ein Möbelstück zu lehnen oder in den Vierfüßlerstand zu gehen. Dabei halten die Frauen gewöhnlich ein Bein höher oder schieben eine Körperseite weiter vor. Da der Kopf des Babys im Becken eine Drehung ausführen muß, ist die Geburt von Natur aus ein asymmetrischer Vorgang. Das ist ein weiterer Grund, weshalb die symmetrische Rückenlage ungeeignet ist.

Nicht zufällig nehmen viele Frauen spontan den Vierfüßlerstand ein und behalten diese Haltung längere Zeit bei. Sie verringert deutlich die Schmerzen, vor allem im Rükken. Außerdem erleichtert dieses körperliche In-sich-Gehen es der Frau, sich nicht von außen ablenken zu lassen. (Diese Haltung erinnert an die beim Gebet – auch ein Übergang in einen anderen Bewußtseinszustand.) Knien scheint auch vom mechanischen Standpunkt aus eine wichtige Rolle zu spielen. Bei einer hinteren Hinterhauptslage, was oft eine sehr lange und schwierige Ge-

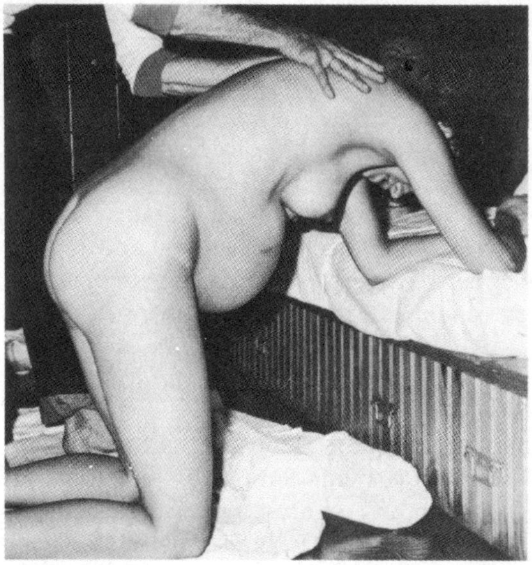

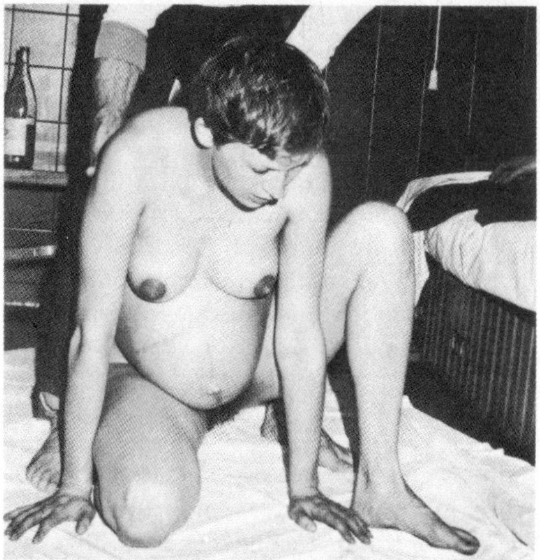

Die Frau in den Wehen kann frei jede Haltung wählen, die sie ganz spontan einnehmen möchte …

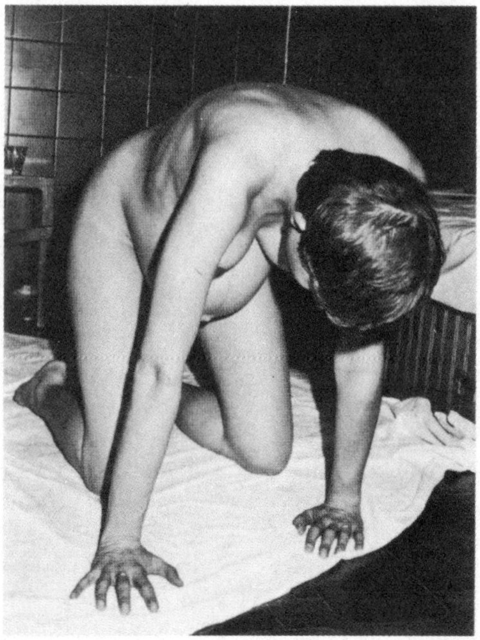

burt bedeutet, wird die Drehung des kindlichen Kopfes im Becken unterstützt. Da der Rücken der schwerste Körperteil des Babys ist, dreht sich das Baby wahrscheinlich zur Vorderseite der Gebärmutter, wenn die Mutter im Vierfüßlerstand ist. Insgesamt sind Gehen, Knien, Sitzen, Stehen und Sich-an-jemanden-oder-etwas-Anlehnen die üblichsten Grundhaltungen bei der Geburtsarbeit, doch gibt es bei jeder zahllose individuelle Abweichungen.

Die Hebammen sorgen für das Grundlegende – sie achten darauf, daß der Raum warm, abgedunkelt und ruhig ist und daß jede Frau sich frei fühlt, die Haltungen zu wechseln, wie sie das möchte. Sie bieten Wasser, Saft, Honig und Zucker an, damit die Frauen mit der Flüssigkeit und den Kalorien versorgt sind, die sie für die schwere Geburtsarbeit brauchen. Es ist einfach, anderen diese Routineschritte unserer Vorgehensweise zu vermitteln. Doch einer Frau bei der Geburt zu helfen, erfordert mehr als diese einfachen Dinge. Dazu sind Einfühlungsvermögen, Intuition und Eingebung nötig; das ist eine Kunst.

Es ist Eingebung, durch die es einer Hebamme gelingt, zu erspüren, ob Leute, die bei der Geburt dabei sind, einen positiven oder negativen Einfluß haben. Frauen möchten während der Geburt oft jemanden bei sich haben, den sie kennen, und es ist anscheinend wichtig, daß zu mindestens einer Person während der Geburt eine besondere Beziehung besteht. In unserer Gesellschaft ist das meist der Vater des Babys. Doch muß es nicht in jedem Fall das beste sein, wenn die Frau ihren Partner bei sich hat. Die Anwesenheit mancher Männer wirkt sich wohltuend aus, während sich bei anderen die Geburt nur verzögert. Manchmal ist ein überängstlicher Mann sehr beunruhigt und versucht dann, das durch vieles Reden zu überspielen; dadurch kann die Frau sehr abgelenkt werden. In einem Fall schien die Geburt bei einer Frau nach acht Zentimeter Eröffnung einfach nicht voranzugehen; als ihr Mann für kurze Zeit aus dem Zimmer ging, um sich auszuruhen, wurde ihr Baby geboren. Diese Frau hatte uns zwar gesagt, daß sie gern ihren Mann dabeihaben wollte, doch ihr Körper teilte das Gegenteil mit. Ein übermäßig beschützender und besitzergreifender Mann kann bei der Geburt ebenfalls einen negativen Einfluß haben. Ständig massiert, streichelt und umarmt er *seine* Frau, die zu *ihm* gehört. Er nimmt ihre Bedürfnisse schon vorweg, anstatt auf sie einzugehen. Die Frau braucht bei der Geburtsarbeit Ruhe, doch er kann ihr nur Stimulierung geben.

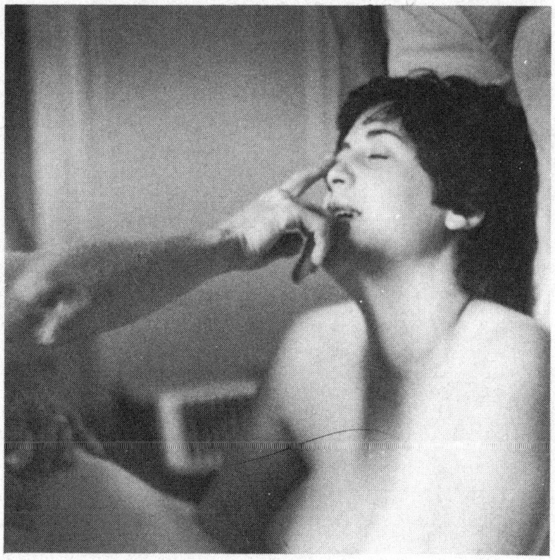

Zärtlichkeit ist wichtiger als Techniken

Männer haben es manchmal schwer, das instinktive Verhalten einer Frau während der Geburt mitanzuschauen, zu akzeptieren und zu verstehen. Statt dessen versuchen sie häufig, sie davon abzuhalten, den rationalen Zustand der Selbstkontrolle aufzugeben. Nicht von ungefähr stehen den Frauen in allen traditionellen Gesellschaften bei der Geburt nicht Männer, sondern Frauen bei, die selbst Kinder geboren haben.

Manche werdenden Mütter bringen lieber eine Schwester oder Freundin zur Geburt mit. Wenn die Freundin oder Schwester selbst eine natürliche Spontangeburt hatte, bringt sie ihr positives Wissen aus dieser Erfahrung in das jetzige Ereignis mit ein; wenn sie keine Kinder bekommen oder Kaiserschnittgeburten hatte, kann sie durchaus Angst und Besorgnis verbreiten. Andere Frauen möchten in der Klinik lieber mehrere Menschen um sich haben. Wir haben festgestellt, daß viele dieser Frauen lange, schwierige Geburten haben. Eines Nachts, während die Hebammen und ich beim Fernsehen saßen, fuhr ein großer Wagen vor. Es stieg eine Schwangere aus, die offenbar Wehen hatte, ihr folgten ein Mann, eine Frau, ein ganz junges Mädchen und ein weiterer Mann mit einer Kamera. Die erste Reaktion der Hebammen war: »Eine lange Nacht steht uns bevor.« Sie hatten recht. Die Geburt zog sich lange dahin. Manche Frauen möchten sich zu diesem Zeitpunkt vielleicht deshalb mit mehreren Menschen umgeben, weil sie insgeheim Ängste wegen der Geburt haben und es ihnen an Sicherheit fehlt. Doch können diese Ängste noch verstärkt werden, wenn sich eine Frau bei der Geburt beobachtet fühlt oder meint, vor den Anwesenden eine bestimmte Rolle spielen zu müssen. Andererseits vermittelt es Frauen aus Familien oder Gemeinschaften mit starkem Zusammenhalt oft ein Gefühl der Geborgenheit, wenn die Menschen bei ihnen sind, die sie tagtäglich sehen.

Manchmal bringt eine Frau ihre eigene Mutter in die Klinik mit. Das kann eine große Hilfe sein, wenn die Mutter mehrere Kinder ohne medizinische Eingriffe bekommen hat, doch ist das bei Müttern, die in den fünfziger und sechziger Jahren ihre Kinder bekommen haben, selten der Fall. Vieles von dem, was die Mütter damals erlebten, ist heute überholt. Außerdem wechseln die medizinischen Geburtspraktiken immer noch sehr schnell, so daß es den Müttern schwerfällt, ihren Töchtern gültige Informationen von Wert zu übermitteln, wie das in traditionellen Gesellschaften der Fall ist. Die so entstandene Erfahrungs- und Wissenslücke kann zum Teil die Spannungen erklären, die wir zwischen Müttern und Töchtern beobachtet haben. In vielen Fällen läßt sich diese Lücke am besten dadurch füllen, daß die Frauen von einer erfahrenen, einfühlsamen Hebamme betreut werden.

Die Bedeutung der Hebamme kann gar nicht hoch genug eingeschätzt werden. Ungeachtet der besonderen Geburtspraktiken ist die Zahl der Frauen mit normalen Wehen und Geburten gegenwärtig überall dort größer, wo Hebammen die wichtigste Rolle bei der Geburt spielen, ob das nun in Irland, den Niederlanden oder hier in Pithiviers ist. Es ist sehr wichtig, daß die Hebammen Frauen sind – eine Wahrheit, die offenbar nicht so einleuchtend ist wie es scheint, denn Hebammenschulen zum Beispiel in Frankreich, Schweden und England haben begonnen, Männer aufzunehmen. Wehen, Geburt und

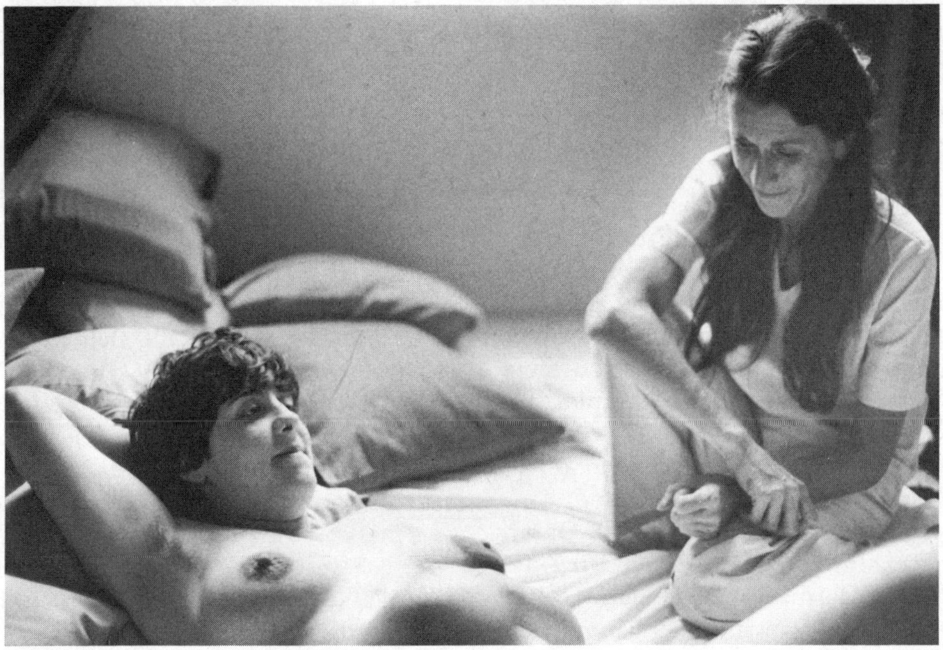

Frau mit Hebamme im salle sauvage

Stillen sind zum Teil sexuelle Erlebnisse, und die Geschlechtszugehörigkeit der Anwesenden muß dabei berücksichtigt werden. Der Kontakt zwischen der Betreuungsperson und der Frau kann bei der Geburt ausgesprochen intim und intensiv verlaufen. Während der Geburt ist die Frau in einem besonders verletzlichen körperlichen und emotionalen Zustand und neigt deshalb dazu, zumindest zeitweise abhängig von ihrer Betreuungsperson zu werden. Die sexuellen Assoziationen, die bei einer männlichen Betreuungsperson mit einem solchen Kontakt möglicherweise verbunden wären, könnten sich insofern hemmend auswirken, daß sich die Frau bei der Geburt nicht so unbefangen und spontan verhält, wie sie gerne möchte, oder daß sie sich sogar hinterher dessen schämt, was sie von sich preisgegeben hat. Natürlich ist die Sache nicht so einfach. Bei aller Bedeutung der Geschlechtszugehörigkeit, der Geburtshelfer, egal ob männlich oder weiblich, muß vor allem fähig sein, eine Frau dabei zu unterstützen, daß sie sich sicher fühlen und beruhigt sein kann.

Zusammenfassend kann gesagt werden, daß Ungestörtheit, Vertrautheit, Ruhe, die Freiheit, jede Haltung einzunehmen, und die unterstützende Anwesenheit der Hebammen für eine spontane Eröffnungsphase wesentlich sind. Grelles Licht, plötzliche Geräusche, kalte Apparate und maskierte Eindringlinge, typische Erscheinungen moderner Kliniken, sowie die Abwesenheit von

Hebammen und die Verleugnung oder das Ignorieren ihrer Bedeutung und die Tatsache, daß Frauen während der Geburt auf eingeschränkte Haltungen festgelegt werden – das alles wirkt sich hemmend auf die Geburt aus.

Doch selbst unter den günstigsten Bedingungen kommt die Eröffnung des Muttermundes bei einer Frau manchmal zum Stillstand, die Wehen werden schmerzhafter und weniger wirksam. Dann kann oft ein warmes Bad Abhilfe schaffen. Wir haben zu diesem Zweck zur Zeit zwei kleine Schwimmbecken in der Klinik. Die Frau taucht oft bis zum Hals in warmes Wasser ein. Manchmal hält jemand aufmerksam und mit sanften Händen ihren Kopf, wenn sie bis zu den Ohren untertaucht. Im Schwimmbecken wird die Geburtsarbeit leichter, angenehmer, weniger schmerzhaft und wirksamer. Zum einen macht das Wasser die Frau schwerelos; sie kann im Wasser schweben und braucht während der Wehen nicht mehr mit dem Gewicht ihres eigenen Körpers zu kämpfen. Zum anderen wird durch die Wärme des Wassers die Adrenalinausschüttung verringert, und die Muskeln entspannen sich. Auch kann Wasser Alphawellen des Gehirns auslösen, was einen geistigen Entspannungszustand herbeiführt. Und die Entspannung bewirkt eine schnelle Eröffnung. Wenn die Geburt nicht voranschreitet, kann manchmal schon das Aufdrehen des Wasserhahns, der Anblick und das Geräusch des fließenden Wassers die Geburt in Gang bringen, noch ehe das Becken voll ist!

Meist halten wir die Schwimmbecken für die Frauen bereit, die bei einer Eröffnung von etwa fünf Zentimetern schmerzhafte, geburtsunwirksame Wehen haben. Doch auch bei anderen kann Wasser entspannend wirken. Es kann so zärtlich wie ein Liebender, eine Mutter oder eine Hebamme sein. Die Anziehungskraft des Wassers für schwangere Frauen ist uns immer noch ein Rätsel. Viele werdende Mütter berichten uns, daß sie sich zum Wasser hingezogen fühlen; sie empfinden den starken Wunsch, sich in die Wellen zu stürzen oder träumen davon, lange Zeit auf der Wasseroberfläche dahinzutreiben. Manche Frauen, die sich während der ganzen Schwangerschaft sehr zum Wasser hingezogen gefühlt haben, empfinden das während der Wehen sogar noch stärker. Andere wiederum sagen uns, daß sie kein Wasser mögen oder nicht schwimmen können. Doch wenn die Geburt beginnt, wollen eben diese Frauen ins Becken, tauchen begierig ins Wasser und möchten nicht mehr heraus!

Gegen Ende der Eröffnungsphase verläßt die Frau gewöhnlich das Wasserbecken. Sie hat das Gefühl aktiver sein, dem Baby beim Hinausgleiten helfen zu müssen. Zu diesem Zeitpunkt bekommt die Frau oft einen entrückten Blick, ja, sie scheint sich in einer anderen Welt zu befinden. Wenn sie überhaupt redet, dann wiederholt sie einzelne Worte oder einfache Sätze. Das alles sind für uns Zeichen, daß sie auf das reagiert, was sie instinktiv in sich spürt, und daß sie ein gutes hormonelles Gleichgewicht erreicht hat. Wir gehen keinesfalls davon aus, daß sie sich in einem irrationalen oder hilflosen Zustand befindet, sondern sind ziemlich sicher, daß sie am besten weiß, womit sie ihrem Kind hilft, auf die Welt zu kommen.

Die Art, wie wir den Beginn der Austreibungsphase bestimmen – wenn der Muttermund vollständig eröffnet ist –, unterscheidet sich ziemlich von der üblichen medizini-

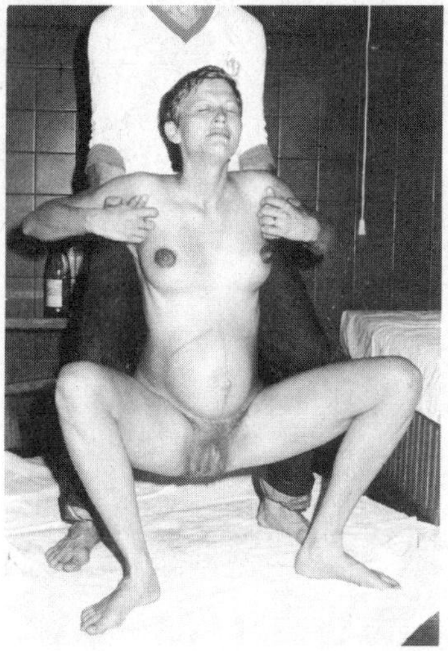

schen Praxis. Die meisten Geburtshelfer untersuchen die Frau vaginal, um festzustellen, ob sie pressen kann oder nicht. Wir können die Geburtsphasen gewöhnlich ohne vaginale Untersuchungen feststellen, die in jedem Fall auf ein Minimum beschränkt sein sollten. Wir wissen, daß die Austreibungsphase begonnen hat, wenn eine Frau, die gestanden oder umhergegangen ist, während der Wehe plötzlich in die Knie gehen möchte und das dringende Bedürfnis hat, sich an jemandem oder etwas festzuhalten. Wenn sie und ihr Partner sich umarmen und einander gegenüberstehen, dann wird sie sich während der Wehen an seinen Hals hängen. Sollte ihr Partner hinter ihr stehen, dann geht sie in die Hocke, während er sie unter den Armen abstützt. Die Frau überläßt sich; wenn sie mit weit geöffneter Vulva und gespreizten Beinen einen Schrei ausstößt, sieht das aus, als würde sich ihr ganzer Körper auf einmal öffnen. Das kann sogar soweit gehen, daß sie den Aftermuskel losläßt und den Darm entleert. Das Loslassen dieser Muskeln und ihr heftiger typischer Schrei laufen den zutiefst verwurzelten gesellschaftlichen Verhaltensregeln zuwider. Uns sagt das, daß die Gebärende ihren optimalen instinktiven Bewußtseinszustand oder, mit anderen Worten, das richtige hormonelle Gleichgewicht erreicht hat.

Die meisten Frauen in Pithiviers bringen ihr Kind in der abgestützten Hockstellung zur Welt, die vom mechanischen Gesichtspunkt aus bei weitem am wirksamsten ist, denn dadurch drückt am meisten Gewicht nach unten, es wird am wenigsten Muskelkraft und Sauerstoff benötigt, die Entspannung der Dammuskulatur wird erleichtert. Die Betreuerin kann den Beginn einer Wehe spüren, indem sie ihre rechte Hand auf den oberen Teil der Gebärmutter legt. Wenn die Wehe beginnt, läßt die Betreuerin ihre Hände gewöhnlich unter die Arme der Frau gleiten, um ihre Hände zu halten oder ihren Daumen zu ergreifen. Helferin oder Helfer

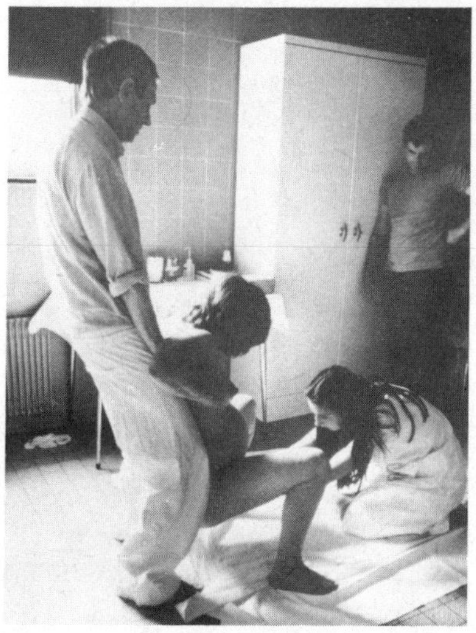

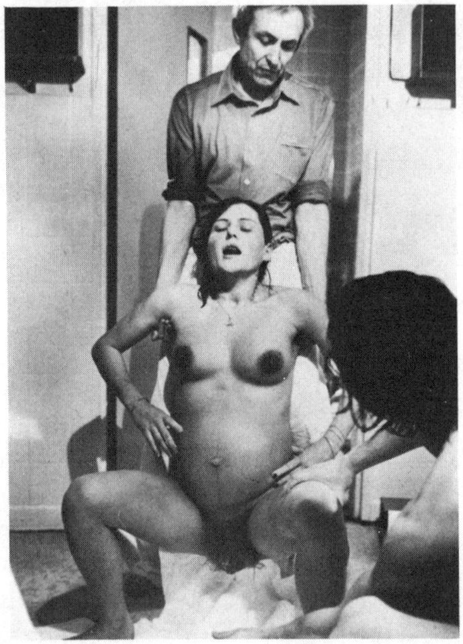

Geburt in der abgestützten Hockstellung . . .

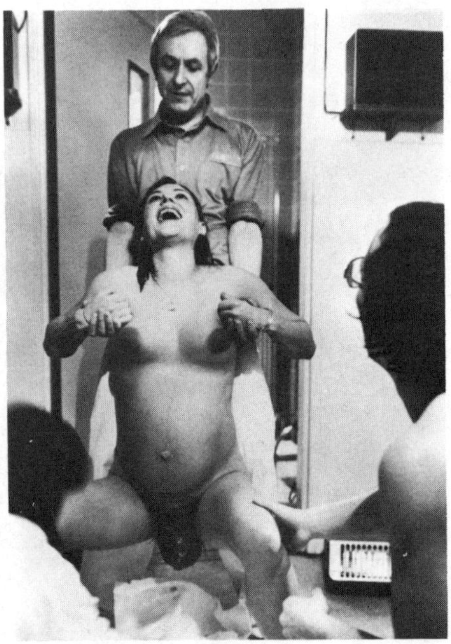

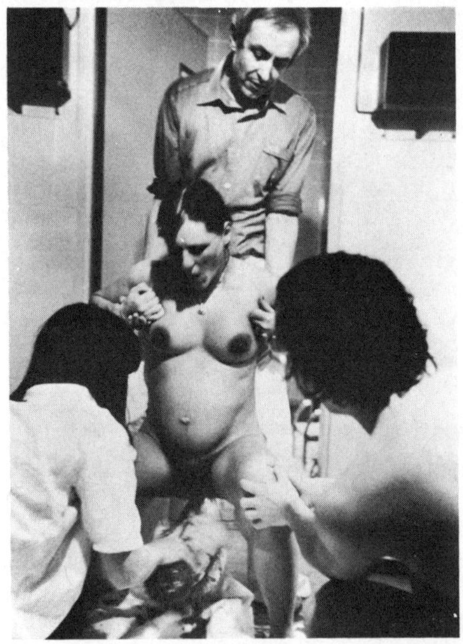

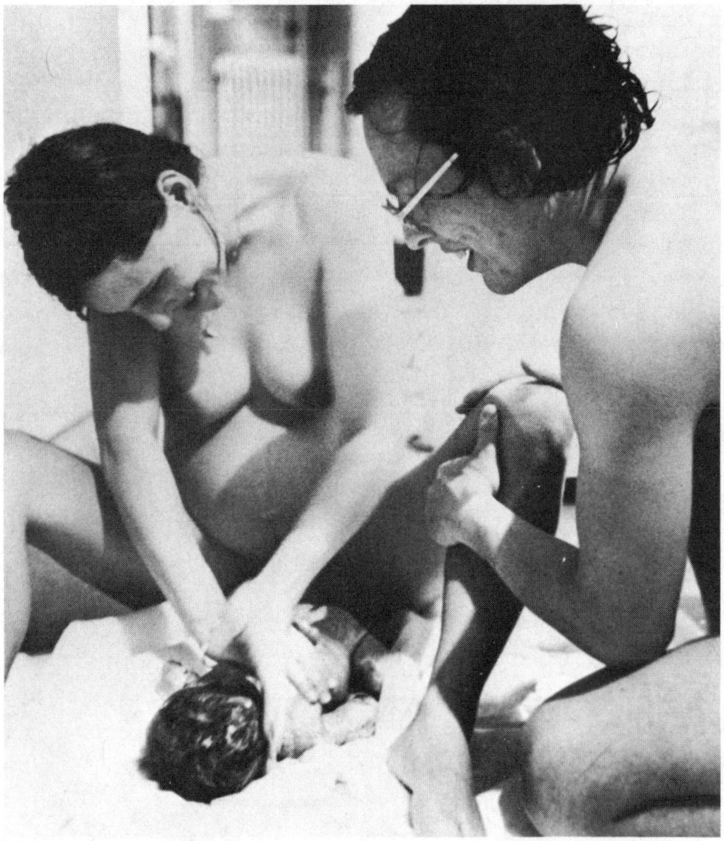

stehen aufrecht, ohne sich vorzubeugen, sie werden zu einer Art lebendiger Rückenlehne. Wenn die Frau ihr Kind in der Hocke zur Welt bringt, können zwei Leute sie gleichzeitig halten: einer, der schon Erfahrung damit hat, und einer, der der Frau nahesteht, jedoch mit der Situation noch nicht vertraut ist und zögert. Doch kann es auch sein, daß die Frau ihrem Partner gegenübersteht und sich mit den Armen an seinem Hals festhalten möchte, wobei ihre Beine weit geöffnet sind. Diese Haltung, in der sich die Füße der Frau für kurze Momente vom Boden lösen, ist ebenfalls sehr nützlich. Dadurch können sich die Bauch- und Dammuskeln entspannen und so das Hinausgleiten des Babys fördern. Derjenige, der die Frau hält, kann gar nicht anders, als leichten Druck auf ihren Bauch auszuüben und es ihr so leichter zu machen, die Beine zu öffnen.

Die Hocke und das Hängenlassen sind zwar in unserer Klinik die üblichen Haltungen in der Austreibungsphase, doch sind sie keinesfalls die Regel. Eine Frau hat die Freiheit, jede Haltung einzunehmen, die ihrem Wohlbefinden und ihrer Entspannung dient. Sie kann eine Reihe asymmetrischer Haltungen einnehmen, indem sie im Sitzen ein Bein ausstreckt oder sich seitlich anlehnt, vielleicht möchte sie sich hinlegen und seitlich ausstrecken, auf einem Stuhl sitzen oder in den Vierfüßlerstand gehen. Diese Haltung kommt der Hockstellung sehr nahe – wenn eine Frau in der Hockstellung losgelassen wird, fällt sie vorwärts auf ihre Hände und Knie. Vielleicht bringt sie ihr Kind sogar im Wasser zur Welt, das ist eine interessante neue Entwicklung, die sich durch unsere Verwendung der Wasserbecken ergeben hat. Manche Frauen liegen so entspannt darin, daß sie gar nicht mehr herauskommen mögen, selbst wenn sie spüren, daß die Geburt schnell fortschreitet. Auch in diesem Fall scheinen Frauen zu wissen, daß es nicht allzu

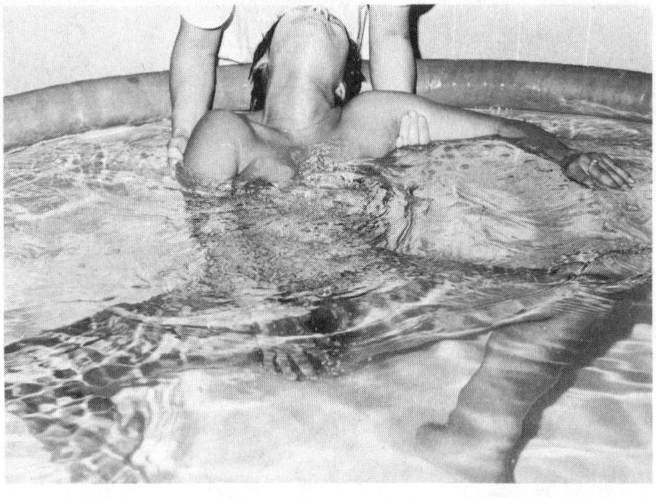

Geburt im Wasser . . .

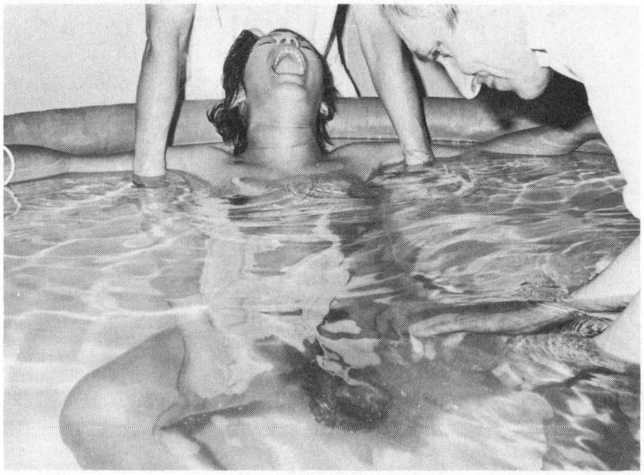
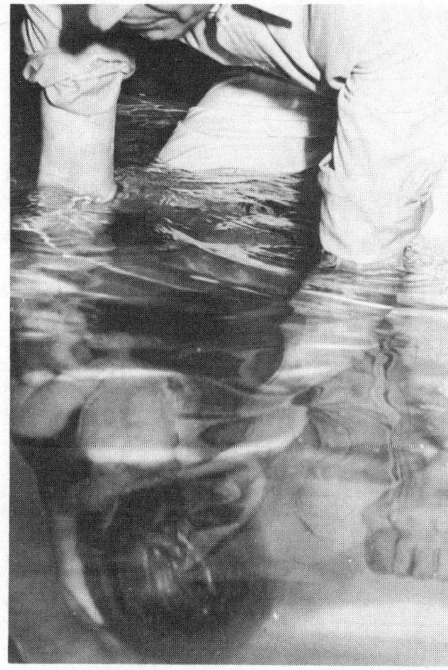
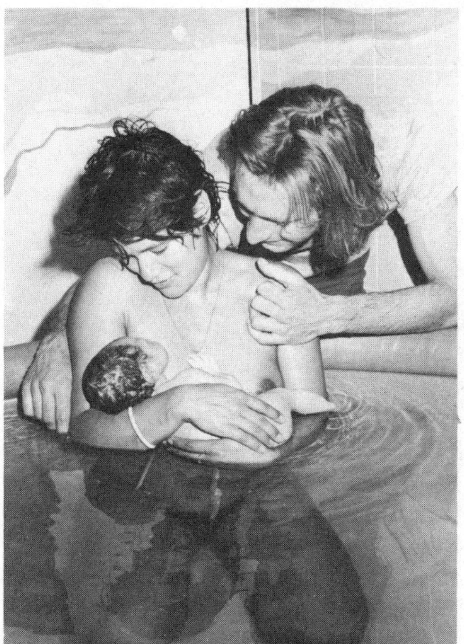
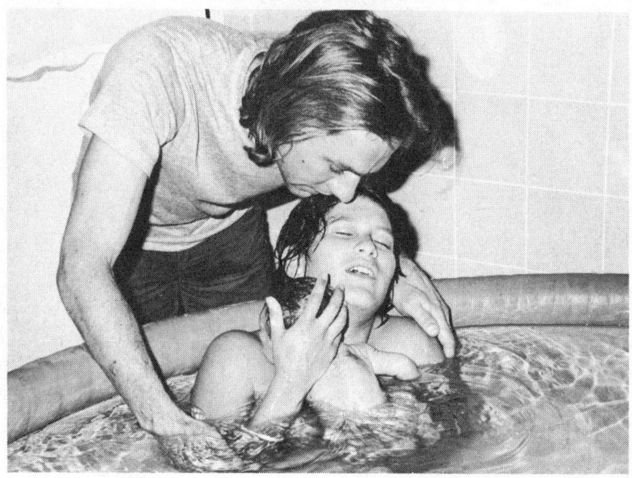

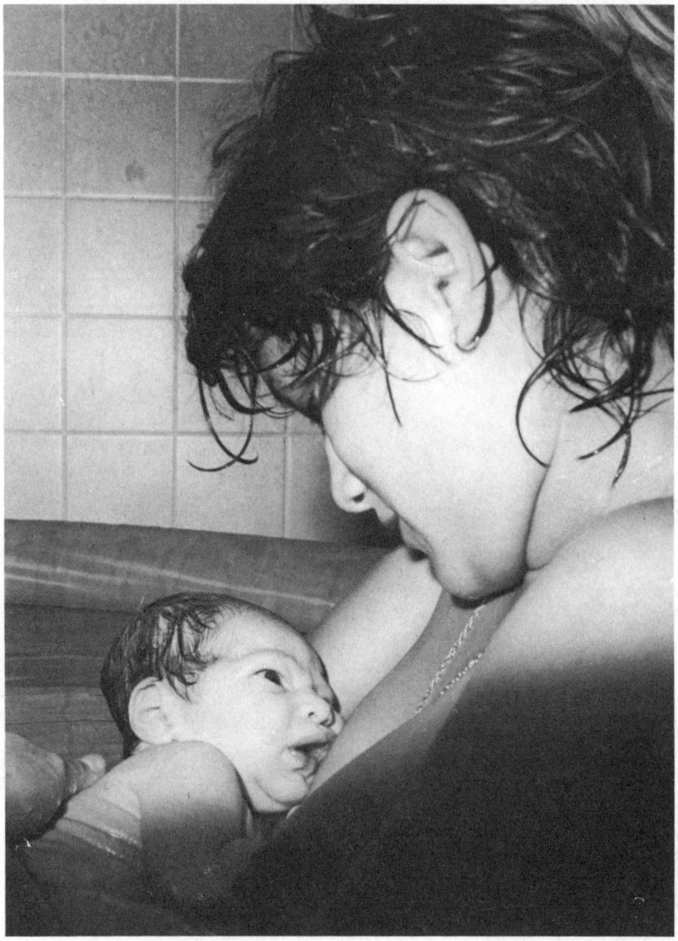

gefährlich ist, im Wasser zu gebären; für das Neugeborene besteht kein Risiko, denn schließlich kennt es nur das Wasser als sein Element. Ein Baby beginnt erst, mit seinen Lungen Luft einzuatmen, nachdem es an die Wasseroberfläche gelangt ist und plötzlich zum erstenmal die unterschiedliche Atmosphäre und Temperatur spürt. Es war nie von uns beabsichtigt, daß Babys unter Wasser zur Welt kommen, doch dieses überraschende Ereignis vollzieht sich 25- bis 30mal pro Jahr.

Doch ist uns klargeworden, daß unabhängig von der Haltung, die eine Frau einnimmt, bei ihrer Unterstützung Zärtlichkeit ebenso wichtig ist wie Techniken. Erfahrene, einfühlsame Helfer können den Zustand der Ruhe, Anspannung oder Angst an der Beschaffenheit und Feuchtigkeit ihrer Haut spüren. In engem Körper- und Hautkontakt verläßt sich eine Hebamme auf Berührungen und Haltbieten, anstatt mit ihr zu reden. Wenn sie spricht, verwendet sie einfache Worte, die ein Kind verstehen könnte. Diese ideale Einheit schließt ein gewisses Maß an Festigkeit in bestimmten Situationen nicht aus. Wenn sich zum Beispiel eine Frau vor den letzten zwei, drei Wehen schläfrig fühlt, sollte die Helferin sie dazu auffordern, aktiv zu bleiben. Es ist wichtig, dann etwa zu sagen: »Die Geburt läßt sich jetzt nicht mehr aufschieben, es ist soweit...« Worte sind jedoch in Augenblicken wie diesem meist unwichtig, und bestimmte Anweisungen wie »pressen« oder »fester« können sich wirklich negativ auswirken. Meistens weiß die Frau bei der Geburt genau, was sie fühlt, und bestimmte Anweisungen können nur in Widerspruch zu ihren Empfindungen geraten. Ich sage meistens nichts. Wenn ich etwas sage, dann Worte wie: »Gut... gut... lassen Sie das Baby hinaus...« Wenn die Frau Angst hat, zu versagen, schlage ich vielleicht vor: »Nicht pressen, nicht pressen«, oder »Halten Sie nicht fest, schreien Sie, wenn Sie mögen.«

So helfen wir den Frauen in Pithiviers bei der Geburt. Die Vorgehensweisen und Techniken, die mit uns in Zusammenhang gebracht werden, spielen eine wichtige Rolle, doch beabsichtigen wir sehr viel mehr. Wir möchten *allen* Frauen in *jeder* Haltung ermöglichen, voller Selbstvertrauen zu gebären.

Eine Mutter in Südamerika

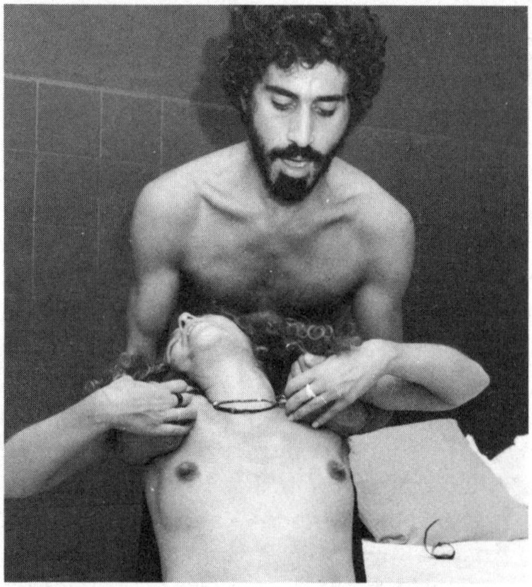

Es wird gesagt, daß du in den letzten Stunden vor der Geburt den Kontakt mit der Welt um dich herum verlierst. Bei mir war das so. Ich befand mich in einem anderen Universum, auf einem entfernten Planeten, und trieb in einem Meer von Empfindungen dahin.

Das war eine sehr merkwürdige Nacht. Alle schliefen. Und dann waren da Philippe und ich und ein anderes Paar, hellwach, zwischen Klinikzimmer und Geburtszimmer pendelnd. Etwa um fünf Uhr in der Früh bekam das andere Paar das Kind. Wir waren verblüfft über das Bild der Lebendigkeit, das sich uns bot, als sie in der Dunkelheit mit ihrem Kind in den Armen zurückkamen. Es war sehr beruhigend zu sehen, daß eine Frau ein Kind gebären und dann auf eigenen Füßen aus dem Geburtszimmer hinausgehen kann. Wir fühlten uns ermutigt.

Irgendwann wurden die Wehen schärfer, gewaltiger. Ich hielt mich an Philippe, dann am Klavier und dann wieder an Philippe fest. Im Zimmer war ein Kommen und Gehen. Es fiel mir schwer, mit dem Schmerz fertigzuwerden. Er gehörte zu mir, hatte keinen Anfang und kein Ende. Als Dr. Odent kam, streckte ich meine Arme nach der Hebamme aus, die sehr weit weg von mir zu sein schien. Ich konnte den unaufhörlichen Schmerz nicht begreifen.

Und dann wurde ich eins mit dem Meer. Der Schmerz fand einen neuen Ort, er wurde gedämpfter. Nuria, unser Baby, ich konnte sie spüren, wie sie sich Zentimeter um Zentimeter ihren Weg bahnte. Es war ein so gutes Gefühl, meinen Körper diesem Meer von Empfindungen zu überlassen und mich sanft von den Wellen wiegen zu lassen. Eines Tages war ich in einem kleinen Dorf in Indien an einem alten, weißgekleideten Mann vorübergegangen. Er saß auf einer Türschwelle, seine Hände zum Gebet gefaltet. Als ich vorüberging, hob er den Kopf zu mir. Um mich zu begrüßen? Mich in Frieden zu segnen? Ich ging behutsam weiter und antwortete ihm mit der gleichen Geste. Diese Begebenheit und das Meer sind mit den endlosen Strängen von Raum und Zeit verwoben, die Nurias Geburt kennzeichnen.

Manchmal bitte ich Philippe, sich zu mir zu setzen und zu erzählen, was wirklich passiert ist, was er gesehen hat, denn meine Erinnerung stammt aus einer anderen Welt.

Eine Mutter aus Paris

Am bequemsten war es für mich, am Boden zu knien und mich vornübergebeugt auf einen Armsessel zu lehnen. Als Dr. Odent hereinkam, hatte ich solche Schmerzen, daß ich in Tränen ausbrach. Ich sah, wie er wortlos wieder ging. Gleich darauf kam er mit einer etwa zwanzigjährigen Frau im weißen Kittel zurück, einer Hebammenschülerin, die von da an ganz in meiner Nähe blieb. Als ich die nächste Wehe spürte, warf ich mich ihr in die Arme, und zwischen uns entstand eine enge Beziehung. Ich spürte ihre Wärme und Sanftheit. Gemeinsam gingen wir in ein Geburtszimmer. Bei jeder Wehe hielt ich mich an ihr fest, bis der Schmerz vorüber war. Ich werde ihr für alles, was sie mir gegeben hat, immer dankbar sein. Als ich zuvor allein im Zimmer gewesen war, hatte ich versucht, mit Hilfe tiefer Atmung den »Schmerz unter Kontrolle zu behalten«. Die tröstliche Nähe der Hebamme brachte eine deutliche Veränderung: ich versuchte nicht mehr, die Kontrolle zu behalten. Ich schrie bei jeder Wehe. Meine Schreie verstummten erst nach eineinviertel Stunden, als mein Baby geboren war.

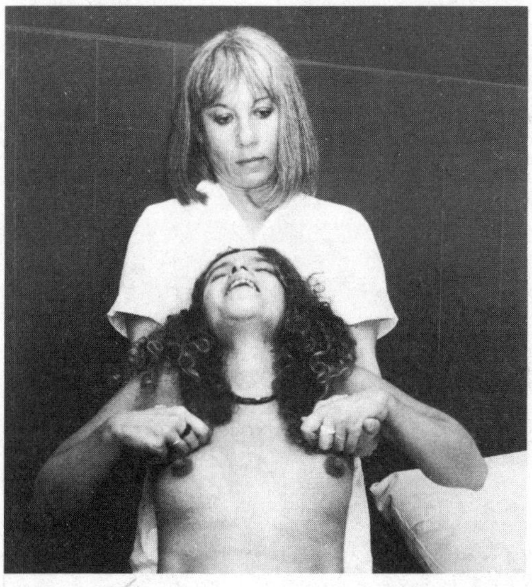

Dieses Schreien fand ich erstaunlich. Bei meinem ersten Kind hatte ich überhaupt nicht den Wunsch zu schreien verspürt. Jetzt hatte ich den Eindruck, die ganze Klinik aufzuwekken. Noch nie in meinem Leben hatte ich so geschrien. Das war, als ob die Schreie nicht zu mir gehörten. Als mein Mann kurz vor der Geburt eintraf, beruhigte ich ihn: »Mach dir keine Sorgen, ich kann nichts dafür, es ist ein gutes Gefühl zu schreien, setz dich.« In einem bestimmten Moment hörte ich mich anders schreien: das waren lange, bebende Laute, wie das Schreien eines Babys. Mir ist jetzt deutlich, daß diese Schreie mich schützten, nicht vor dem Schmerz, aber davor, daß sich dieser Schmerz als Trauma in meine Psyche einprägte. Das war eine Art Katharsis, durch das Schreien ließ ich den Schmerz aus meinem Körper hinaus.

Gegen Ende der Geburt begann ich zu fluchen. Ich weiß nicht mehr, was ich sagte: ich hatte die Kontrolle über meine Sinne verloren. Diese Erfahrung hat sich über die eigentlichen Augenblicke der Geburt hinaus erhalten. Wenn ich mir vorstelle, daß ich mich vor anderen so benehmen konnte! Und doch war es so, als hätte ich endlich nach so vielen Jahren meine Stimme wiedergefunden.

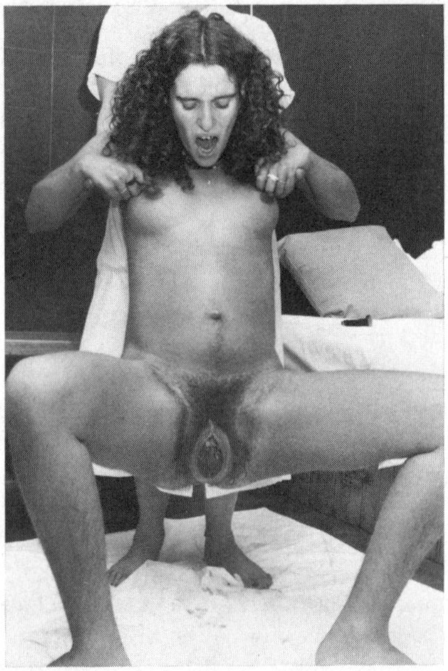
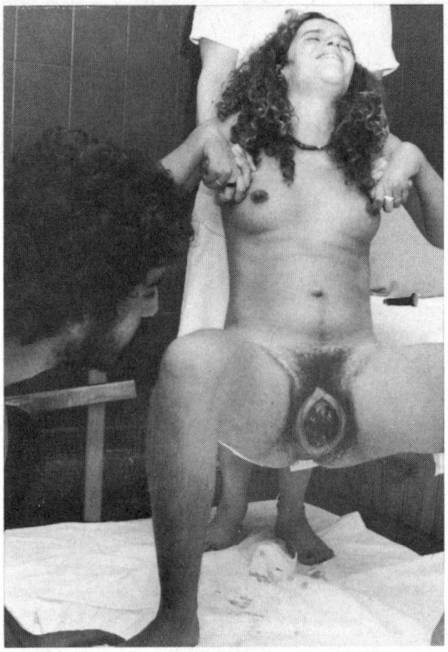
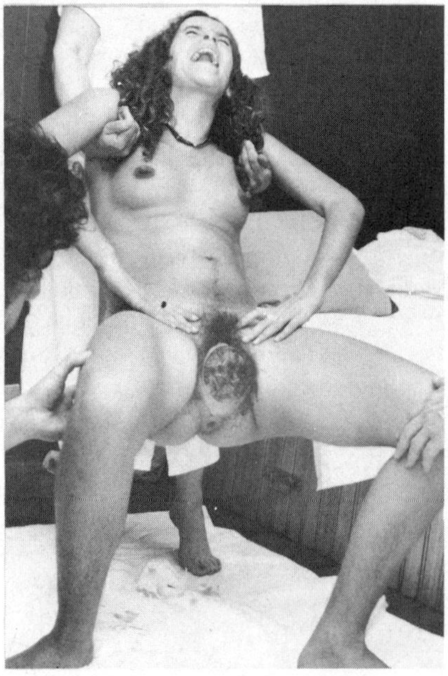
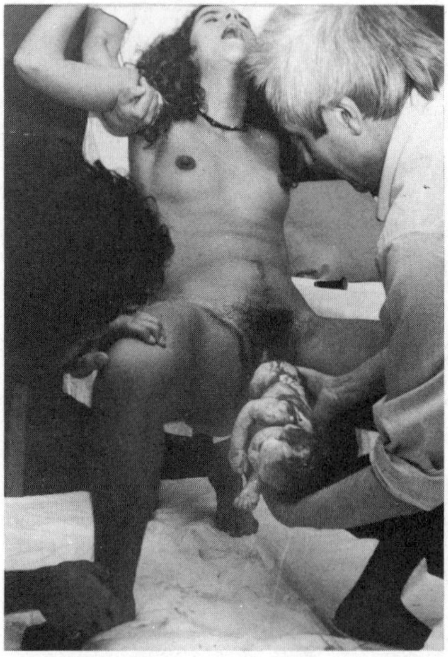

Eine Mutter aus Leeds

Montag, 17. Dezember. Eddie mußte sich mit seinem Frühstück beeilen. Vor uns lagen 50 km gerade, sehr flache, baumumsäumte französische Landstraße. Die ganze Poesie entgeht mir, ich hatte bei jedem fünfzehnten Baum Wehen...

Die Hebamme untersucht mich: wahrscheinlich kommt es heute, am Nachmittag. Bis dahin scheint es noch lang zu sein; es ist erst zehn. Wir sind sehr aufgeregt. Die Schmerzen werden nachhaltiger. Nach einer Weile setzen die Wehen ein, schnell und heftig. Meine Beine geben immer wieder nach. Ich lege mich auf eines der Sofas im Versammlungszimmer. Sekundenlang bekomme ich Zweifel; warum habe ich keine Periduralanästhesie? Dann müßte ich nicht solche Schmerzen erleiden. Ich halte es kaum aus – das ist zuviel auf einmal; ich bin keine Heldin. Ich fange an zu schreien, und das hilft. Der Schmerz ist immer noch da und wird jedesmal stärker, doch durch das Schreien wird er erträglich. Plötzlich vergrabe ich meinen Kopf in Eddies Jackett, das auf dem Sofa liegt. Sein Geruch ist da. Er ist auch da, doch bei meinen starken Schmerzen möchte ich nicht, daß er mich anfaßt. Merkwürdigerweise ist er still. Es ist zehn nach elf. Ich bitte Eddie, jemanden zu holen. Die Schmerzen sind zu stark. Die Hebamme und Dr. Odent kommen, ganz gelassen und beruhigend. Zu ihrer Überraschung und meiner Erleichterung ist der Muttermund vollständig eröffnet. Dr. Odent redet von blauen Meeren und Stränden; sie lassen Wasser ins Becken einlaufen.

Mit Eddie und Dr. Odent an meiner Seite gehe ich ins Geburtszimmer. Durch die Fenster

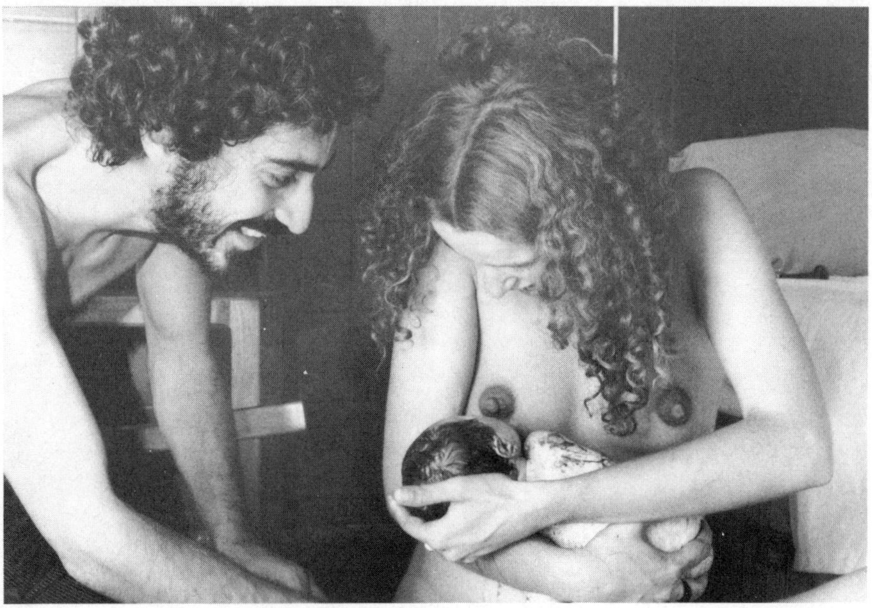

strömt Sonnenlicht herein. Dr. Odent summt leise. Im Geburtszimmer ziehe ich mich aus. Das Zimmer ist in Halbdunkel getaucht: braune Kacheln an den Wänden, warme Farben am Boden und ein großes Podest mit bunten Kissen und einem großen Geburtsstuhl. Ich bin für die Ruhe dankbar; die Sinne können immer nur ein bestimmtes Quantum auf einmal aufnehmen.

Schon nach zehn Minuten spüre ich einen ganz starken Preßdrang. Die Hebamme ist sofort bei mir, erstaunt über den raschen Geburtsverlauf. Ich atme wie eine Kröte, ganz oben im Hals. Dr Odent kommt herein. Die Fruchtblase platzt. Die Hebamme schlägt mir freundlich vor, eine halb hockende Stellung einzunehmen, während Eddie mich abstützt. Anfangs bin ich nicht sehr überzeugt, doch es hilft. Bei jeder Wehe, die mich überflutet, stöhne ich noch laut, doch nur während der Wehe. Alle sind ruhig und gelassen und stehen bei mir. Dr. Odent gibt mir zur Stärkung Zuckerwürfel und Wasser (ich trinke etwa einen Liter). Plötzlich fühle ich, wie sich der Kopf vorschiebt. Ich bin froh, denn ich sehne mich nach Schlaf, ob Baby oder nicht. Zwischen den Wehen stehe ich aufrecht und wiege mich ganz sanft hin und her. Der Kopf ist zu sehen. Eddie stützt mich. Eine Preßwehe, und ich spüre unser Baby herauskommen. Die Hebamme nimmt es in Empfang; ich glaube, sie hat bei der Drehung sanft nachgeholfen. Meine Erinnerung an diesen Augenblick ist wegen der Aufregung ungenau.

Eddie läßt mich nach unten gleiten, und sie legen mir das Baby in die Arme. Ich bin überwältigt: es fällt kein Wort. Das Baby weint ein bißchen und fängt an, nach der Brustwarze zu suchen. Alles ist so friedlich und intensiv. Die Hebamme und Dr. Odent sitzen in einer Ecke bereit, nehmen sich jedoch völlig zurück. Dieser Augenblick gehört nur uns dreien. Jemand bringt eine Wanne mit Wasser (aus dem Bekken, für das mir keine Zeit mehr blieb). Camille, unsere Tochter, die noch mit mir verbunden ist, entfaltet ihre Glieder im Wasser.

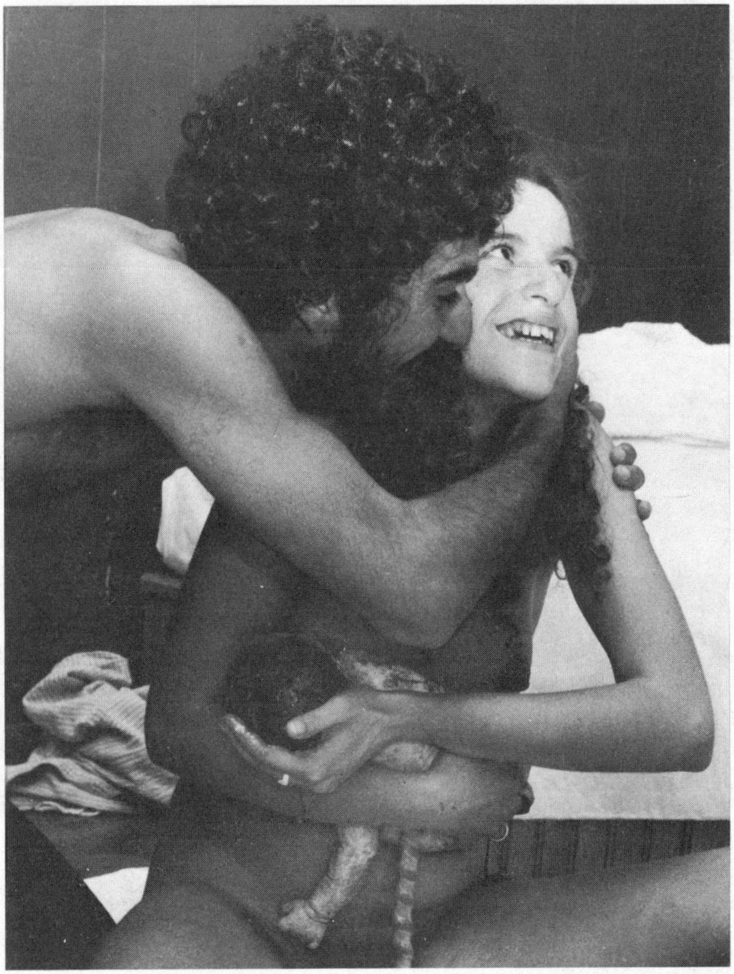

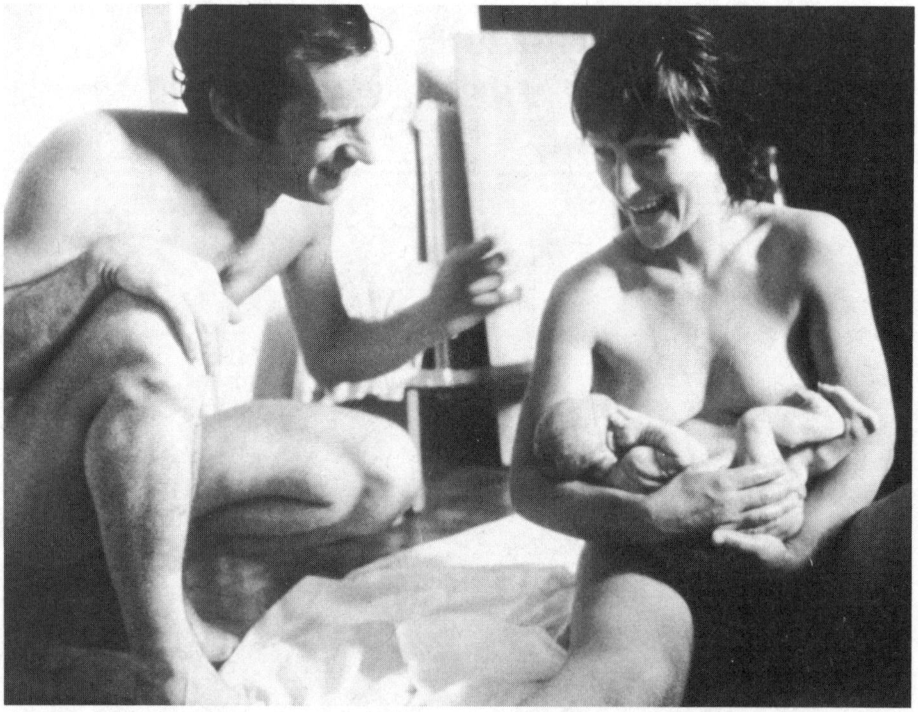

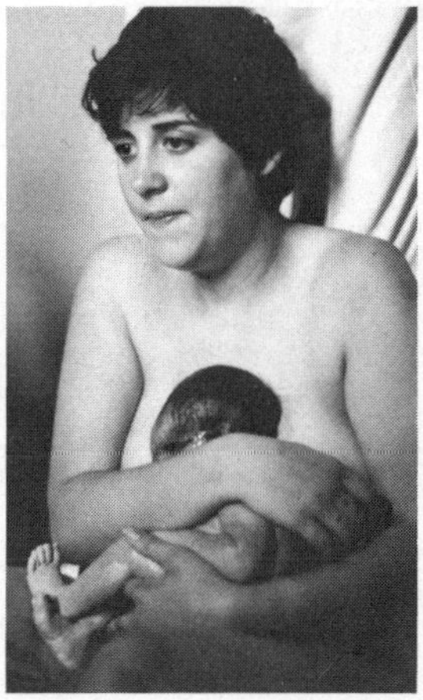

Die Zeit nach der Geburt

Viele sind der Meinung, daß die erste Stunde nach der Geburt für die Mutter und das Neugeborene eine sehr wichtige Zeit sind. Davon kann es zum Teil abhängen, welche Beziehung Kinder zu ihrer Mutter haben, was sich seinerseits wieder darauf auswirkt, wie sie auf andere Menschen und die Welt um sie herum zugehen. Diese kritische Zeit nach der Geburt kann durchaus Einfluß auf die Liebesfähigkeit eines Menschen und sein allgemeines Bindungsverhalten haben. Deshalb tragen wir besonders Sorge für eine einladende Atmosphäre der Geborgenheit, die die Intimität zwischen Mutter und Kind zu diesem Zeitpunkt fördert.

Wie ich schon beschrieben habe, bringen die meisten Frauen in Pithiviers ihr Kind in der abgestützten Hockstellung zur Welt. Die Hebammen in unserer Klinik machen keinen Dammschutz und halten auch den Kopf des Babys nicht, wenn es herausgleitet. Nachdem der Kopf des Babys geboren ist und sich von selbst dreht, muß die Geburtshelferin manchmal sanft bei der Geburt der Schultern nachhelfen. Doch meistens gleitet der ganze Körper des Babys von selbst heraus, und die

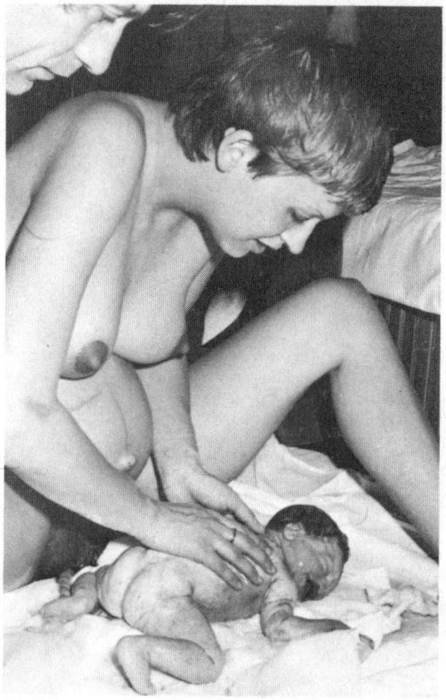

Die »Sicherheitslage«

Aufgabe der Geburtshelferin ist es lediglich, zu verhindern, daß das Baby am Boden landet. Nach der Geburt setzt sich die Mutter, die bisher in der Hocke war, einfach auf den Boden. Viele Frauen sitzen in diesem Moment ganz spontan mit aufrechtem Rücken da. Sobald die Mutter sitzt, legen wir ihr das Baby in »Sicherheitslage«, das heißt auf dem Bauch mit seitlich gedrehtem Kopf, zwischen die Knie. Selbst wenn das Baby etwas Flüssigkeit im Mund hat und noch nicht über genügend Reflexe zum Schutz seiner Atemwege verfügt, verhindert auf diese Weise die Schwerkraft, daß diese Flüssigkeit in die Lungen zurückfließt. Das Baby liegt nur einige Sekunden so da, gerade lange genug, um einen kräftigen Schrei auszustoßen, ein paar tiefe Atemzüge zu machen, zu husten oder zu niesen, rosig zu werden und einen guten Körpertonus aufzuweisen. Der Raum ist gut geheizt, doch notfalls decken wir das Baby mit einer Decke zu. Dann nimmt die Mutter ihr Baby in die Arme. Die beiden sind noch durch die Nabelschnur miteinander verbunden, und durch die aufrechte Haltung der Mutter wird ihre Verbindung so umfassend und vollkommen wie möglich. Jeder Körperteil des Babys ist in Kontakt mit seiner Mutter. Die beiden schauen sich fast unverzüglich an; die Intensität des Augenblicks teilt sich allen Anwesenden mit. Oft reagiert die Mutter auf die Schreie ihres Babys mit liebevollen Geräuschen und einfachen Worten, das Zwiegespräch beginnt. Wenn der Vater dabei ist, läßt er im allgemeinen seinen Emotionen und oft auch den Tränen freien Lauf. Der Fotoapparat wird meist in einer Ecke vergessen, wenn nicht die Hebamme daran denkt, Fotos zu machen.

Es gibt im Geburtszimmer keine Uhr. Wir lassen uns Zeit. Niemand denkt daran, den genauen Geburtszeitpunkt festzuhalten – es sei denn, die Eltern interessieren sich für Astrologie und bitten uns, genau die Sekunde des ersten Atemzuges ihres Kindes aufzuschreiben. Vielbeschäftigte Geburtshelfer, die es eilig haben, sich um eine neue Sache zu kümmern, versuchen oft, diese Zeit nach der Geburt abzukürzen. Doch für uns ist das eine ganz besonders wertvolle Zeit. Es gibt nichts zu verlieren und viel zu gewinnen, wenn Mutter und Kind sich in aller Ruhe kennenlernen können.

Wir wissen auf jeden Fall, daß ausgedehnter Hautkontakt und vor allem das Saugen des Babys und die in dem Moment empfundenen intensiven Gefühle anregend auf die

Hormonausschüttung der Frau wirken. Das führt seinerseits zu weiteren Wehen, die zur spontanen Ausstoßung der Plazenta nötig sind. Die Plazenta kann im ersten Moment des Kontakts zwischen Mutter und Kind oder auch erst nach einer halben Stunde oder später geboren werden. Das hat keine Eile. Es ist wichtiger, daß die Plazenta sich leicht löst, als daß sie schnell kommt; je weniger Hast, um so geringer ist das Risiko einer Blutung.

Wenn eine Frau Wehen spürt, die das Lösen der Plazenta anzeigen, dann widmet sie

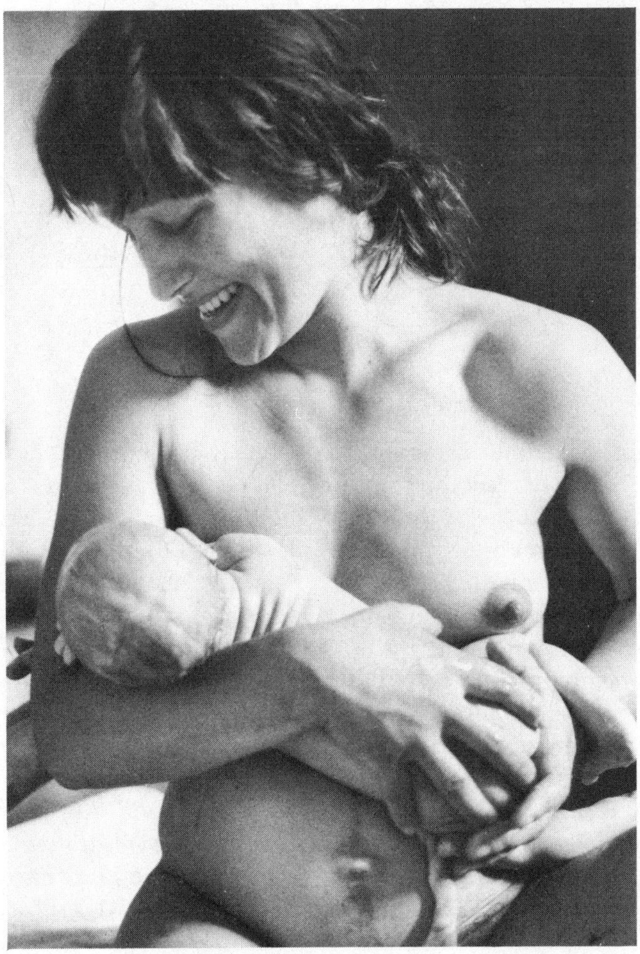

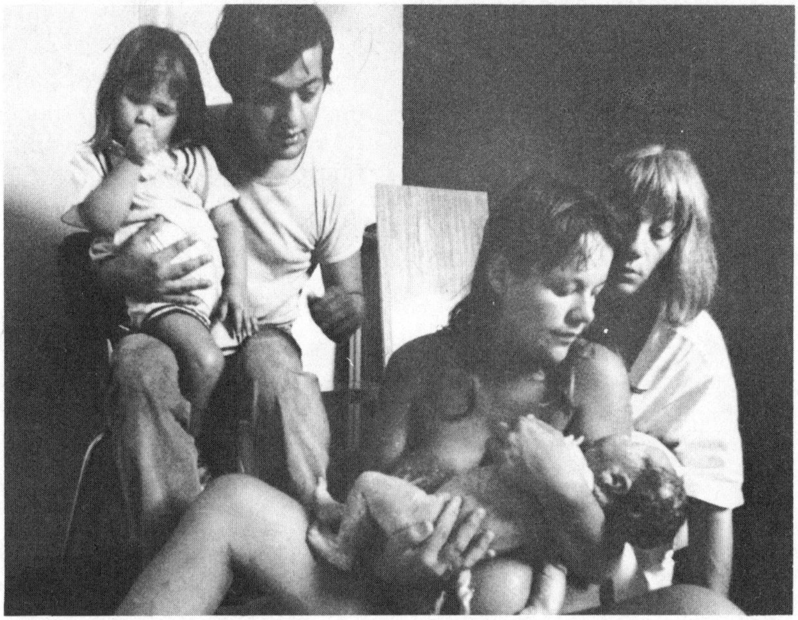

dem Baby ganz natürlich einige Momente lang weniger Aufmerksamkeit. Es kann sein, daß sie sich mit dem Baby hinlegen möchte; in diesem Fall legt sie sich am besten auf die linke Seite, damit kein Druck auf die Hohlvene ausgeübt wird. Sie kann auch wieder in die abgestützte Hocke gehen, meistens während einer Wehe. Manchmal ist es von Nutzen, direkt oberhalb des Schambeins Druck auszuüben, um festzustellen, ob sich die Plazenta gelöst hat (wenn die Nabelschnur nicht wieder hinaufrutscht, ist die Plazenta bereit, ausgestoßen zu werden). Doch ist das für die Frau schmerzhaft und unangenehm und selten notwendig. Meistens kommt die Plazenta von allein, ohne daß wir etwas tun müssen.

Was den Zeitpunkt der Durchtrennung der Nabelschnur angeht, sind wir äußerst flexibel. Solange Mutter und Baby sich zusammen wohl fühlen, besteht dazu kein Grund, vorausgesetzt, die Nabelschnur ist für einen ungehinderten Kontakt zwischen Mutter und Kind lang genug. Wenn wir die Nabelschnur vor der Ausstoßung der Plazenta durchtrennen, verwenden wir nicht immer Klemmen. Wir können ebensogut auf der Seite des Babys einen Knoten in die Nabelschnur machen. Auf jeden Fall klemmen wir niemals die mütterliche Seite der Nabelschnur ab, weil das nach unserer Erfahrung die Ablösung der Plazenta zu behindern scheint.

Eine Mutter aus England

Für die letzte Wehe wurde ich wieder von hinten angehoben, und mit, ich glaube, zwei Wehen wurde das Baby geboren. Sie schien mit Hilfe ihres eigenen Gewichts herauszugleiten. Ich hatte im Geburtszimmer nicht ein einziges Mal an eine besondere Atmung, an Hecheln oder Pressen gedacht – ich tat einfach das, was mir richtig erschien, um das Baby zur Welt zu bringen. Als das Baby herauskam, ließen sie mich in eine sitzende Haltung hinunter. Dr. Odent hob das Baby auf und legte es mir gleich mit den Worten: »Hier ist Ihr Baby« in die Arme. Diese vier Worte werde ich mein Leben lang nicht vergessen. Ich konnte das Baby im Arm halten und es kennenlernen. Als erstes spürte ich das Bedürfnis, es zu umfangen, als zweites Neugier, was es war: ein kleines Mädchen. Und ich erinnere mich noch ziemlich deutlich, daß ich es eher als Privileg denn als mein Recht empfand, sie so empfangen zu können, weil die Ärzte das bei meinen beiden ersten Kindern nicht zugelassen hatten. Ich sagte immer wieder »hallo« – ich genoß es, sie endlich willkommen heißen zu können. Die anderen schauten einfach zu. Niemand griff ein. Niemand versuchte, sie mir abzunehmen.

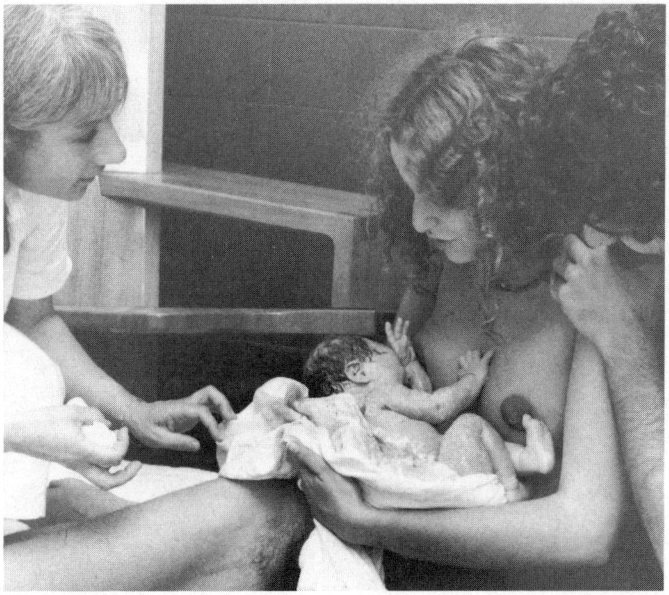

Eine Mutter aus Amerika

Als ich ins Geburtszimmer ging, spürte ich eine neue Wehe kommen. Ich ging in die Hockstellung und lehnte mich gegen das Bett. Als ich bei dieser Wehe mitschob, platzte die Fruchtblase, und meine dreijährige Tochter Alyssa schrie erschreckt auf; sie war nicht darauf vorbereitet. Dr. Odent sprach sanft auf Englisch mit ihr und erklärte ihr, daß das Baby jetzt gleich da wäre. Ich schob mit, und der Kopf trat durch. Ich ruhte mich aus, bei der nächsten Wehe schob ich dann noch einmal mit, schließlich ein drittes Mal. Das war ein Gefühl wie das Schwimmen in der Brandung am Strand von New Jersey während meiner Schulzeit – die Wellen waren sehr hoch, und von den höchsten schienen immer drei hintereinander zu kommen. Die ganze Zeit redete Dr. Odent weiterhin leise mit Alyssa und beruhigte sie, bestätigte ihr, daß das wirklich der Kopf sei – schau, die Haare –, da ist es.

Mit dieser Wehe wurde Geneviève geboren. Sie legten sie auf den Boden und halfen mir, zum Sitzen zu kommen. Ich nahm sie auf, und sofort begann sie, an der Brust zu nuckeln. Nach ein paar Minuten brachten sie eine kleine Wanne, und ich badete sie zwischen meinen Beinen – noch mit der Nabelschnur. Alyssa und George halfen mit. Dann wurde die Nabelschnur abgeklemmt, und George durchtrennte sie. Die Hebamme hob sie aus dem Wasser und wog sie, zog sie an und legte sie Alyssa in die Arme. Alyssa war ganz außer sich – sie hatte sich eine kleine Schwester gewünscht. Als Geneviève unruhig wurde, meinte Alyssa: »Mama, du läßt sie jetzt besser bei dir trinken.« Etwa eine halbe Stunde nach der Geburt nahm George Geneviève, und die Hebammen stützten mich, als ich in die Hocke ging und die Nachgeburt hinausschob.

Eine Mutter aus Dijon

Zwei kräftige Preßwehen, und Amélie war geboren. Sie schoß wie eine Kanonenkugel aus mir heraus und landete in einem anmutigen Bogen auf den warmen Tüchern, die die Hebamme für sie bereithielt. Sie kam so schnell, daß ich den Bruchteil einer Sekunde dachte, sie sei am Boden gelandet. Es war ein Uhr fünfzehn nach Mitternacht. Die Hebamme legte sie mir auf den Bauch. Ich ließ mich erschöpft mitten in meinem eigenen warmen Blut nieder. Ich war durch die Kraftanstrengung, die ich gerade vollbracht hatte, völlig erledigt.

Immer wieder sagte ich die gleichen Worte: »Ist das meins? Ist das wirklich meins? Amélie, es ist vorbei, wir haben es geschafft!« Ich machte mich mit meinem Baby, diesem winzigen Wesen, vertraut, das strampelnd dalag, ohne einen Laut von sich zu geben. Als erstes bemerkte ich, daß es ein Mädchen war. Ich war überglücklich. Ich hatte mir immer ein Mädchen gewünscht. Dann schaute ich mir ihr Gesicht genauer an. Ihre feinen weichen Gesichtszüge deuteten ein Lächeln an. Sie war winzig und so schön. Wir konnten uns von ihrem Anblick einfach nicht losreißen.

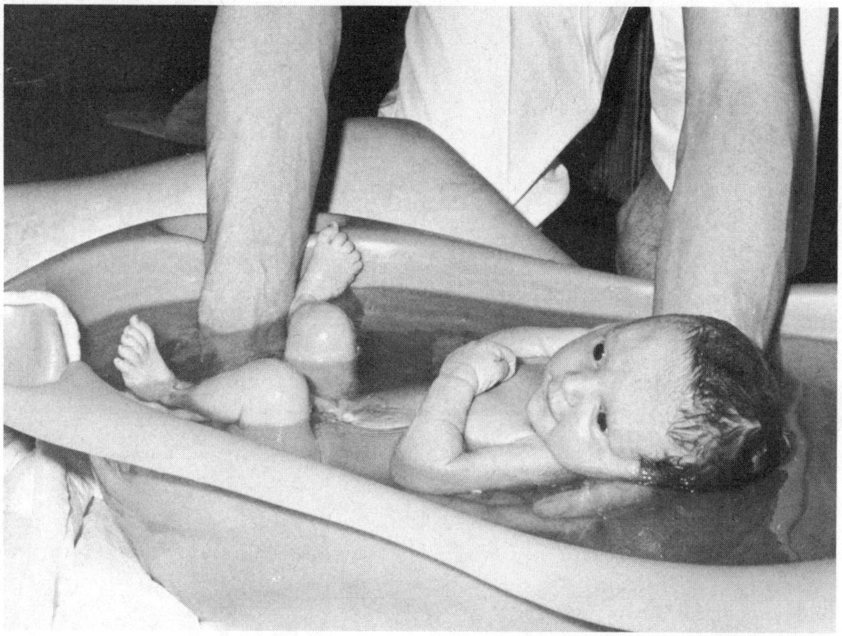

Manchmal stellen wir – entweder bevor oder nachdem die Plazenta geboren ist – eine kleine Wanne mit lauwarmem Wasser zur Mutter hin, damit sie ihr Baby baden kann. Das ist jedoch nicht die Regel; Neugeborene brauchen zunächst einmal die körperliche Nähe der Mutter.

Manchmal werden wir gefragt, warum wir die Babys so bald nach der Geburt baden. Darauf gibt es eigentlich keine Antwort; das ist fast ebenso, als würde man fragen: »Warum Wohlbehagen?« Wer schon einmal ein Neugeborenes im Wasser beobachtet hat, wie es mit weit geöffneten Augen daliegt und fröhlich die Welt entdeckt, stellt solche Fragen nicht. Natürlich hat das Baden auch einen körperlichen Vorteil: es ist eine sehr gute, angenehme Art, die Haut des Babys zu stimulieren.

Die Technik ist hierbei nicht das Wichtigste. Vielleicht können die erfahrenen Hände eines Geburtshelfers besser das Baby am Nacken anstatt am Kopf abstützen und sind sicherer, wenn sie seinen Hals und seine Ohren eintauchen, doch haben die Hände der Eltern auf jeden Fall den Vorzug.

Die in der herkömmlichen Geburtshilfe gängige Annahme, daß eine Gebärende passiv ist, wird dadurch in Frage gestellt, daß wir es fördern, daß die Mutter ihr Baby selbst badet. Sogar bei Leboyer finden wir die passive Gebärende, die Mutter bringt ihr Kind auf dem Rücken liegend zur Welt, und der Arzt, die Hebamme oder der Vater baden das

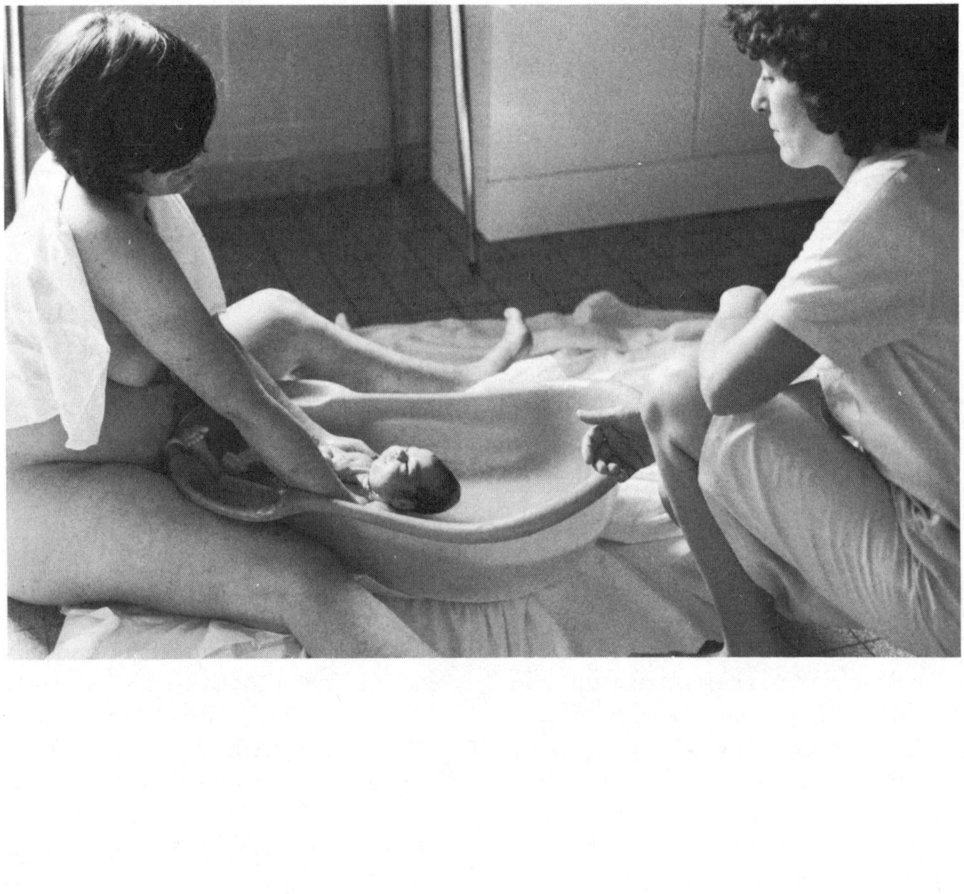

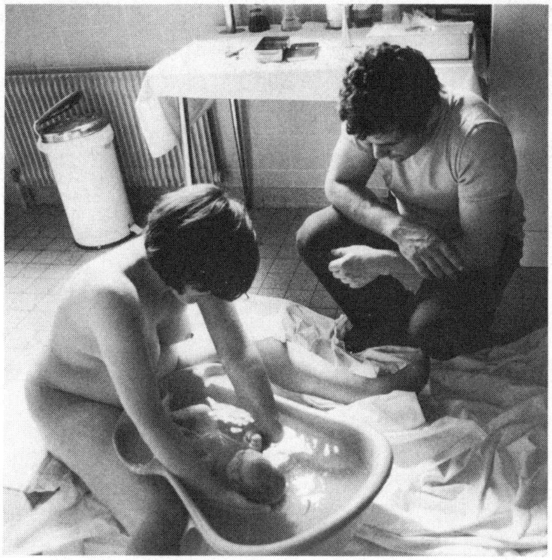

Kind. Das Bad ist so Teil der Trennung von Mutter und Kind: es soll den Trennungsschock wiedergutmachen, indem das Baby wieder in die feuchte, warme Geborgenheit der Zeit im Mutterleib zurückversetzt wird. Für uns hat das Bad eine ganz andere Bedeutung: es gehört zu den eigenen Aktivitäten der Mutter als Teil ihres fortwährenden engen Kontakts mit ihrem Kind. Der Unterschied wurde mir auf einer Konferenz klar, wo Leboyers Geburtsfilm anschließend an einen Film über eine Mutter, die in Pithiviers ihr Baby selbst badet, gezeigt wurde. Die Zuschauer reagierten negativ auf Leboyers Badeszene, weil sie fanden, daß die Mutter dabei ausgeschlossen war. Wenn die Filme in der richtigen chronologischen Reihenfolge gezeigt worden wären (Leboyers Film zuerst), dann wäre bei den Zuschauern vielleicht der Eindruck entstanden, daß wir Leboyers positive Gedanken einfach einen Schritt weitergeführt haben.

Insgesamt sind wir durch Leboyers Arbeit tatsächlich sehr viel aufmerksamer im Umgang mit Neugeborenen geworden. Zum Beispiel wiegen wir das Baby zwar nach dem Baden und Durchtrennen der Nabelschnur, doch wir messen es nicht; wie Leboyer gezeigt hat, ist das Messen mit einer schmerzhaften und unnötigen Dehnung der kindlichen Wirbelsäule verbunden und führt sowieso nur zu einem ungefähren Ergebnis. Nach dem Wiegen wird das Baby angezogen.

Dann nimmt die Mutter ihr Baby wieder in die Arme, und es nuckelt endlich wieder oder aber zum ersten Mal. Wann ein Baby das erste Mal nuckelt ist ganz verschieden. Das kann sofort passieren oder erst eine halbe Stunde oder Stunde nach der Geburt. Der »Suchreflex« stellt sich gewöhnlich innerhalb der ersten Stunde ein, und wir schauen zu, wie das Baby den Kopf hin- und herbewegt, um die Brustwarze seiner Mutter zu finden.

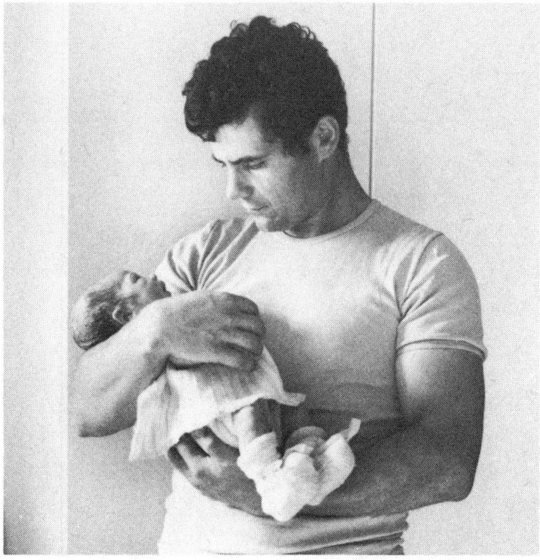

Damit es zu diesem ersten Anlegen im Geburtszimmer kommt, müssen wir für Bedingungen sorgen, die die Sinne des Babys umfassend anregen. Am leichtesten fällt dem Baby das Saugen, wenn die Mutter aufrecht sitzt und sich nicht zurücklehnt, denn dann kann das Baby die Brustwarze mit seinem Mund am besten erreichen. Außerdem ist es am günstigsten, wenn das Baby seine Hände ungehindert bewegen kann. Vor einiger Zeit gingen wir dazu über, die Babys in Tücher zu wickeln, weil sie beim Anziehen nach dem Baden sonst länger von ihren Müttern getrennt gewesen wären. Doch bald merkten wir, daß diese Babys im allgemeinen später zu saugen begannen, und uns wurde klar, daß das damit zusammenhing, daß sie ihre Hände nicht frei bewegen konnten, um die Haut der Mutter zu berühren.

Alle Sinne sind beteiligt, wenn diese frühe Bindung sich entwickelt. Die erste Verbindung der Neugeborenen zu ihren Müttern entsteht wahrscheinlich zum Teil durch den

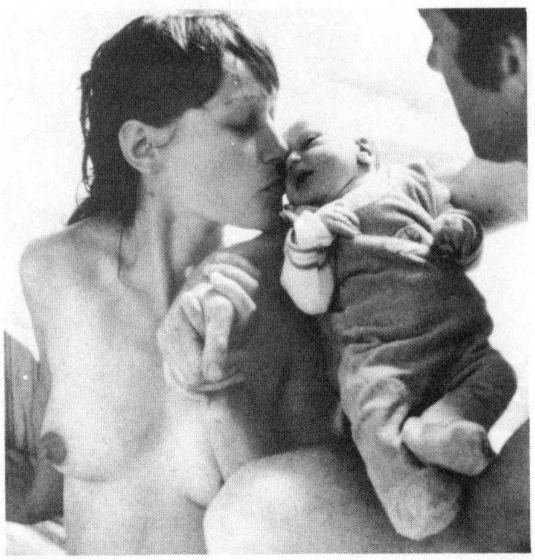

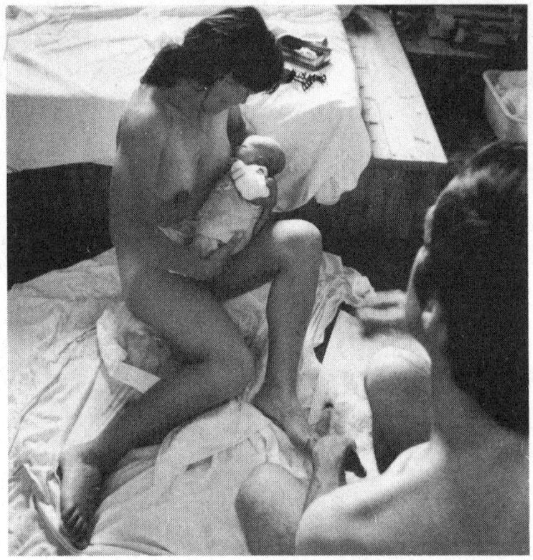

Geruch, der antiseptische Geruch in Kliniken kann sich deshalb auf die frühe Bindung störend auswirken. Das gleiche gilt für die Anwesenheit vieler Personen bei der Geburt. Wichtig ist vor allem Ruhe. Je weniger Menschen dabei sind, um so weniger Geräusche entstehen, und um so leichter fällt es Mutter und Kind, sich miteinander zu verständigen. Da die Babys beim Saugen die Augen öffnen, sollte das Licht im Raum gedämpft sein, damit sie nicht aufgeschreckt werden. Der Hinweis mag nützlich sein, daß die grundlegenden Bedürfnisse der Frau bei der Geburt – gedämpftes Licht, Ruhe und Wärme – auch die des Neugeborenen sind.

Wir haben den Vorgang zwar schon Tausende von Malen beobachtet, doch immer wieder schauen wir mit ungläubigem Staunen zu. Nicht nur wissen die Neugeborenen fast sofort, wie sie am besten nach der Brustwarze ihrer Mutter suchen und sie finden, auch die Mütter wissen ganz genau, was zu

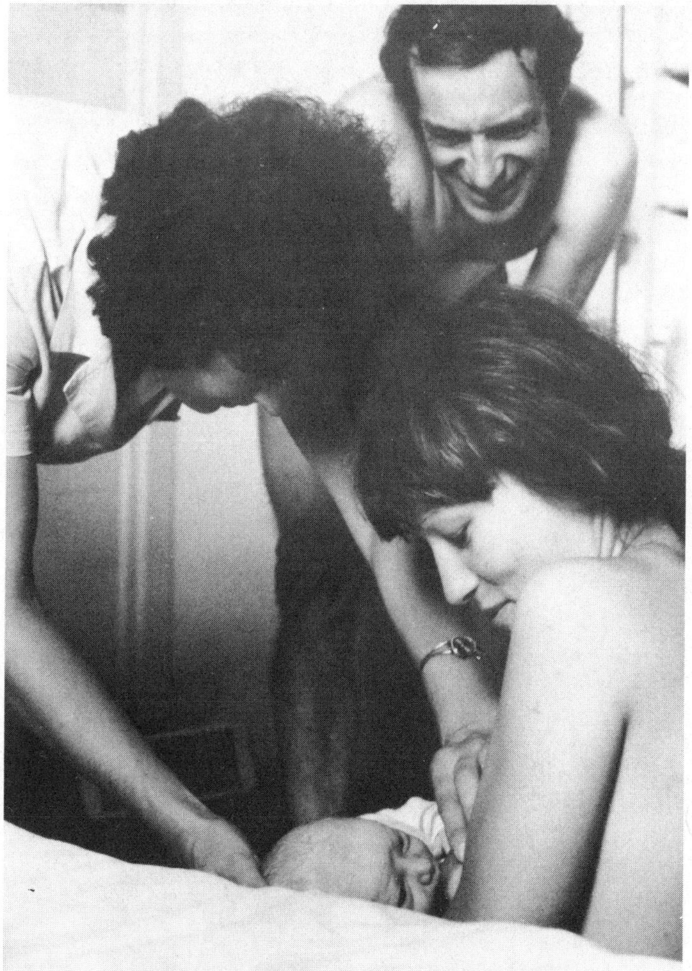

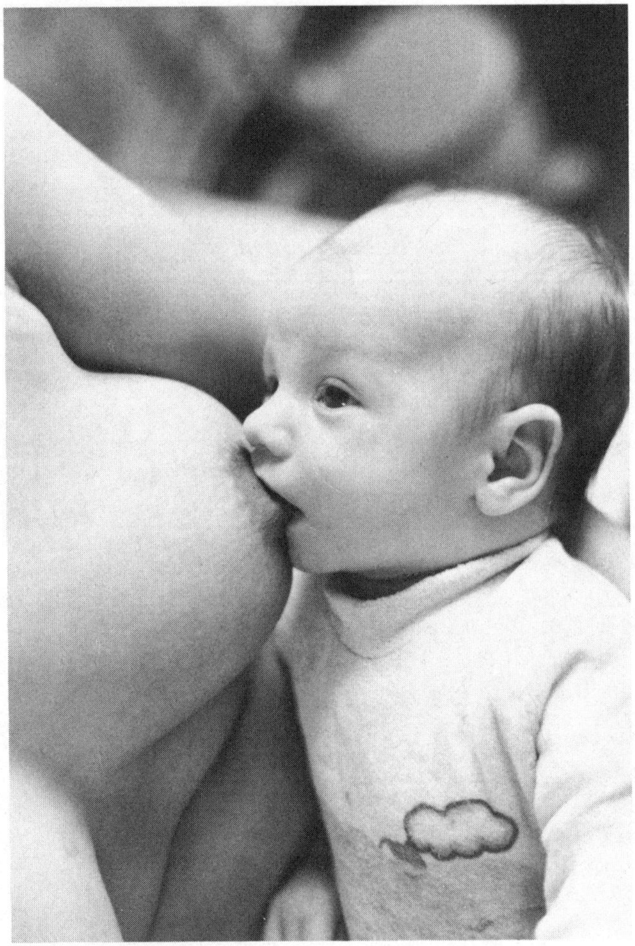

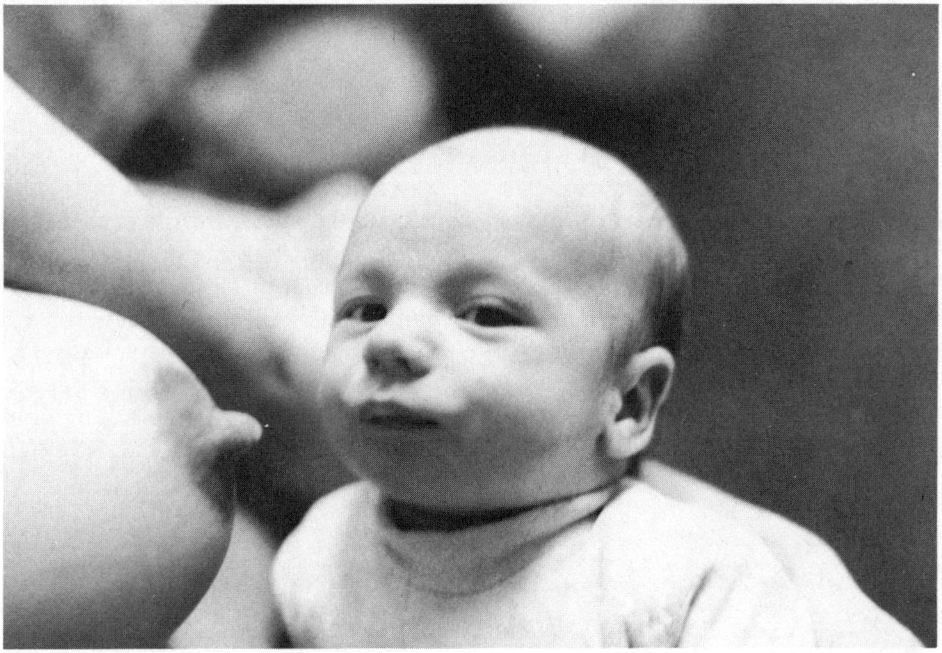

tun ist – ganz instinktiv helfen sie ihren Babys beim Stillen. Die Mutter setzt sich hin, bringt ihr Kind ganz nah zu sich an die Brust, schaut ihm in die Augen und bewegt die Brust so lange, bis das Baby sie mit seinem Mund erreicht hat. Es kommt sogar vor, daß eine Frau, die überhaupt nicht stillen wollte, ihr Baby sofort nach der Geburt saugen läßt und sich erst einige Stunden später erinnert, daß sie es eigentlich mit der Flasche ernähren wollte.

Der Ablauf ist fast der gleiche, wenn Babys unter Wasser geboren werden – was in Pithiviers ein besonderes Ereignis ist. Es ist ein bewegender Augenblick, wenn ein Kind an die Wasseroberfläche gelangt. Ich kann mich noch gut an ein Baby erinnern, das ganz von selbst ohne jede Unterstützung hervorkam. Die Nabelschnur war sehr lang, und wir konnten richtig sehen, wie das Baby an die Oberfläche schwamm! Bei Wassergeburten sollte der Raum nicht überheizt sein, denn durch kühle Luft wird das Baby besonders wirksam dazu angeregt, seine ersten Atemzüge zu machen, wenn es aus dem Wasser gehoben wird. Bis zum heutigen Tag war es noch nie nötig, nach einer solchen Geburt die Atemwege freizumachen, und es sind nicht einmal die geringfügigsten Infektionen oder Komplikationen im Zusammenhang mit einer Unterwassergeburt aufgetreten. Meistens kniet sich die Frau nach einer Wassergeburt hin und nimmt ihr Kind ebenso in Empfang, wie sie das außerhalb des Beckens tun würde. Wenn das Baby friert, ist nichts einfacher als ein warmes Bad an Ort und Stelle. Wir haben jedoch nie versucht, das Kind längere Zeit nach der Geburt im Wasser zu behalten, wie das manchmal gemacht wird. Das Neugeborene braucht menschliche Wärme, sein Platz ist in den Armen seiner Mutter, um ihre zärtlichen Berührungen zu spüren. Manche Frauen möchten zwar nach der Geburt weiterhin im Wasser bleiben, doch ist es uns lieber, wenn sie vor der Nachgeburtsphase das Becken verlassen, um jede Möglichkeit auszuschließen, daß durch ein offenes Blutgefäß in der Gebärmutter Wasser eintritt und eine Embolie auslöst.

Es ist noch nicht lange her, daß die erste Stunde nach der Geburt Gegenstand wissenschaftlicher Untersuchungen geworden ist. Bis in die dreißiger und vierziger Jahre waren Psychoanalytiker im Grunde die einzigen, die die Bedeutung der frühen Kindheit anerkannten. Doch blieb es bei einem akademischen, abstrakten Interesse. Müttern und ihren Neugeborenen widmeten sie wenig oder überhaupt keine Zeit. Ihr Augenmerk galt der symbolischen Bedeutung von Milch und Brüsten, und die Befriedigung von Hungergefühlen wurde von ihnen bei der Entstehung der Mutter-Kind-Bindung überbewertet. Ihre ausschließliche Beschäftigung mit

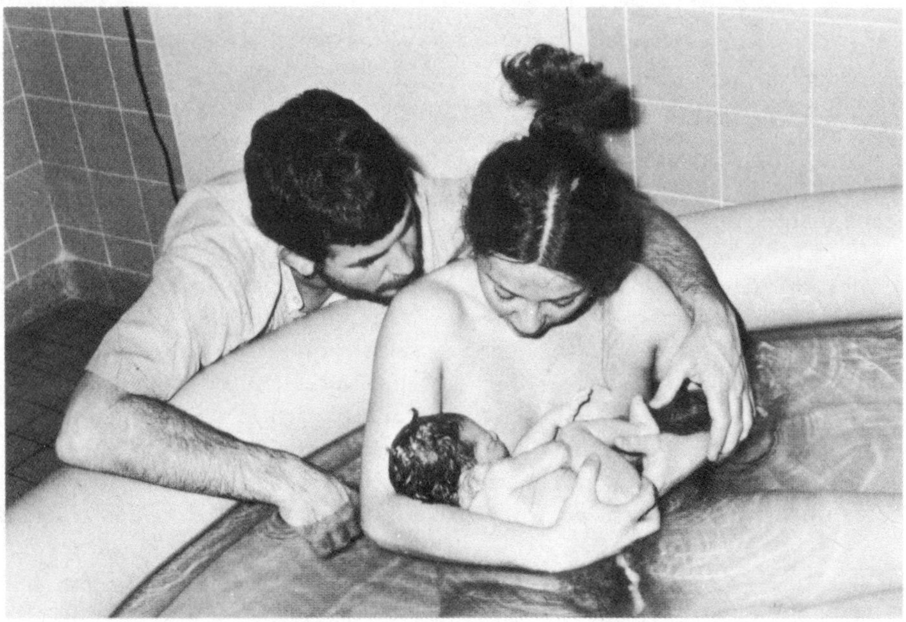

diesem Zusammenhang ließ die Tatsache in den Hintergrund treten, daß ein Baby noch andere Bedürfnisse hat, zum Beispiel nach Kontakt. Darauf wurde in den Anfang der fünfziger Jahre veröffentlichten Arbeiten von Konrad Lorenz und Nikolaus Tinbergen hingewiesen, durch die zum ersten Mal die Aufmerksamkeit der Öffentlichkeit auf die Ethologie – die wissenschaftliche Erforschung von Tierverhalten – gelenkt wurde. Jeder hatte etwas von den Gänslein von Lorenz gehört, die nach der Geburt eine Bindung zum ersten größeren Objekt herstellten, mit dem sie in Kontakt kamen, und sogar einen bärtigen Mann oder eine Pappgans für ihre Mutter hielten.

Aus der Ethologie stammen die Begriffe »Bindungsverhalten«, »Entstehung einer Bindung« und »kritische« oder »sensible« Phasen – das sind die relativ kurzen Zeiträume, in denen, so wird angenommen, die hauptsächlichen Veränderungen im Verhalten auftreten. Wissenschaftler begannen damit, die frühe Mutter-Kind-Beziehung bei Vögeln, Ratten, Ziegen und Affen zu untersuchen. Doch bis heute hat kaum ein Verhaltensforscher die frühe Bindung zwischen Menschenmüttern und ihren Babys untersucht. Die wenigen Untersuchungen, die durchgeführt wurden, lassen sich wegen der unkontrollierten Beeinträchtigung des Geburtsvorgangs durch das Klinikpersonal und die Technologie, wie das in modernen Kliniken der westlichen Welt üblich ist, schwer interpretieren.

In den sechziger Jahren durchgeführte Untersuchungen lieferten Hinweise auf die körperliche, insbesondere hormonelle Grundlage dieses Bindungsverhaltens. 1968 versuchten Terkel und Rosenblatt herauszufinden, ob bestimmte Substanzen, die sich auf das mütterliche Verhalten auswirken, im Blutplasma transportiert werden. Jungfräulichen Ratten wurde Blutplasma von Rattenmüttern injiziert, das innerhalb von 24 Stunden nach der Geburt entnommen worden war; einer weiteren Gruppe jungfräulicher Ratten wurde Plasma von Ratten injiziert, die nicht geboren hatten. Die jungfräulichen Ratten, die Plasma von Rattenmüttern bekommen hatten, zeigten bedeutend früher mütterliches Verhalten als die Ratten der anderen Gruppe. Das Eintreten mütterlichen Verhaltens schien also mit der Wirkung von Sexualhormonen zusammenzuhängen – dem höheren Östrogen- und Prolaktinspiegel und dem niedrigeren Progesteronspiegel im Blut von Ratten, die gerade geboren hatten. Durch die Injektion solcher Hormone wurde dieses Ergebnis bestätigt. Dennoch gab es für einen großen Teil der erhaltenen Ergebnisse keine Erklärung. Zum Beispiel entwickelten Ratten, die kein Plasma von Rattenmüttern, die gerade geboren hatten, injiziert bekamen, das gleiche mütterliche Verhalten, nachdem sie mehrere Tage lang fortwährend mit Rattenjungen zusammen waren. Das traf sogar auf Rattenmännchen zu! Terkel und Rosenblatt leiteten daraus schließlich die Annahme einer »Übergangsperiode« ab, während derer die Regulierung mütterlichen Verhaltens durch Hormone von einer nicht hormonellen Regulierung abgelöst wird.

In den letzten zehn Jahren lieferte die Entdeckung der Neurohormone einen weiteren wichtigen Hinweis für die physiologischen Grundlagen des »Bindungsverhaltens«. Wir wissen noch nicht genau, wie das Neurohormonsystem funktioniert, doch ist bekannt, daß Endorphine, Neurohormone, die

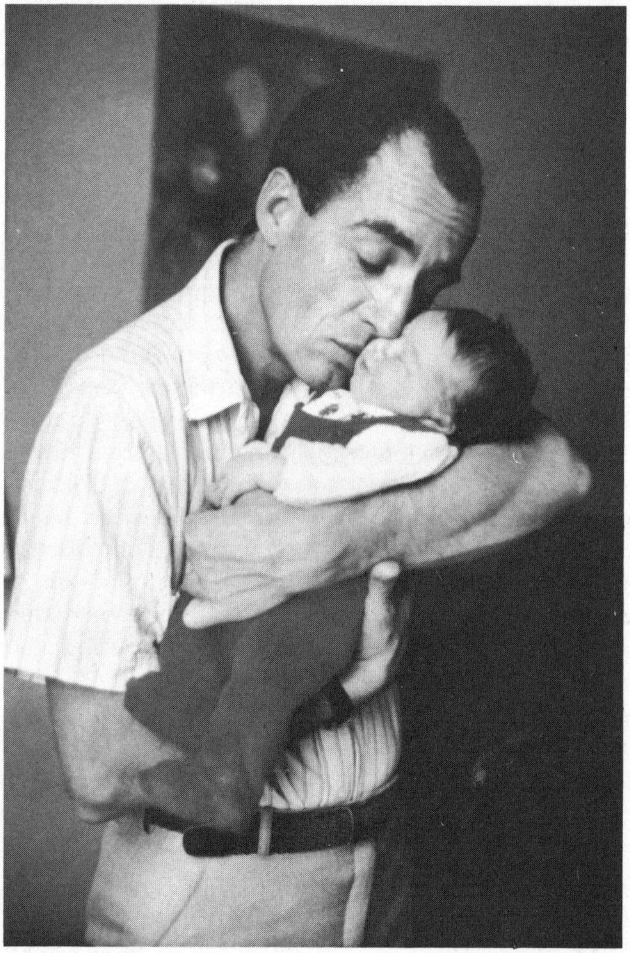

schmerzlindernd sind, auch Gefühle wie Genuß und Wohlbehagen auslösen, und daß diese Hormone bei Freundschaft, Liebe, Sexualität und zärtlichen Beziehungen aller Art eine Rolle spielen. Sie bewirken ein umsorgendes Verhalten und führen zu einem Umgang, der durch gegenseitige Abhängigkeit gekennzeichnet ist. Neurohormone spielen also in allen Formen der Bindung und Zuneigung des täglichen Lebens eine Rolle, und zwar unabhängig von der Wirkung der Sexualhormone. Dadurch läßt sich vielleicht das Entstehen mütterlichen Verhaltens ohne die Erfahrung einer Geburt erklären.

Auch während der Geburt haben Neurohormone eine wichtige Funktion, sowohl während der Wehen (auf die sie, wie wir festgestellt haben, schmerzlindernd wirken), wie auch nach der Geburt. Die Feststellung, daß der Endorphinspiegel im mütterlichen und im kindlichen Blut nach der Geburt höher ist, zeigt uns, wie das Endorphinsystem dazu beiträgt, eine gegenseitige Abhängigkeit zwischen Mutter und Kind entstehen zu lassen – den Bindungsvorgang. Die Tatsache, daß der Endorphinspiegel der Mutter nach einer vaginalen Geburt höher als nach einem Kaiserschnitt ist, liefert ein weiteres Argument gegen Eingriffe in den Geburtsvorgang. Gleichermaßen muß auch die Verabreichung von Schmerzmitteln und künstlichen Hormonen kritisiert werden, die im Wettstreit mit den natürlichen Hormonen das komplexe natürliche hormonelle Gleichgewicht verändern, sich auf das Befinden der Mutter nach der Geburt auswirken und so die Dynamik des Bindungsverhaltens beeinflussen.

Alle diese Forschungsergebnisse bestätigen uns darin, dem ersten wichtigen Kontakt zwischen Mutter und Kind sorgsame Aufmerksamkeit zu schenken und ihn zu erleichtern. Die allererste Bindung eines Babys zu einem anderen Menschen könnte ein wunderbares Vorbild dafür sein, wie sich Bindungsverhalten und Zuneigung entwikkeln können. Das soll nicht heißen, daß Mütter und Babys, die keine Gelegenheit zu einem solchen idealen ersten Kontakt haben, auf die Dauer gegenüber den anderen im Nachteil sind oder daß ihre Kinder als Erwachsene unausweichlich weniger in sich ruhen, weniger liebes- oder genußfähig sind. Kultur, Milieu und gesellschaftliche Prägung wirken sich stärker aus als die Vorgänge während einiger frühen »sensiblen« Phasen und können sicher einen Ausgleich für jeden anfänglichen Mangel bieten. Letztendlich sind Menschenwesen keine Gänsejungen. Doch warum sollten wir den Beginn nicht so positiv wie möglich gestalten? Warum nicht dafür sorgen, daß jeder bessere Chancen hat?

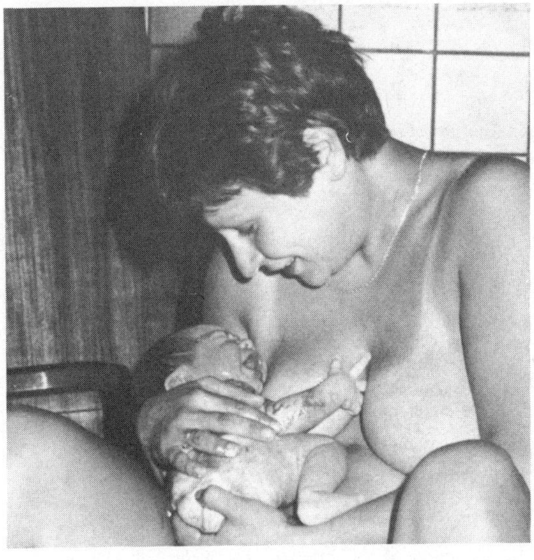

Sind wir Geburtshelfer und Hebammen als Fachleute nicht für etwas verantwortlich, das über den rein medizinischen Beistand hinausgeht? Indem wir den allerersten Kontakt, den ein Mensch zu Beginn seines Lebens mit anderen hat, umgestalten, schaffen wir eine konkrete Möglichkeit, dazu beizutragen, daß unsere Welt menschlicher wird.

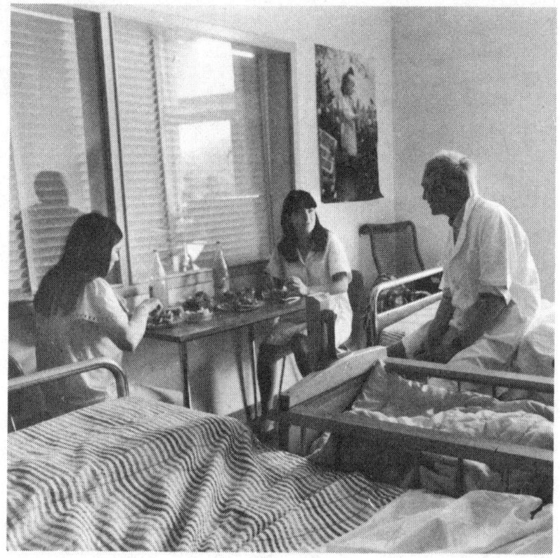

Im Schlafzimmer

Wenn die Plazenta geboren ist, ziehen in Pithiviers Mutter, Kind, Vater, Hebamme und manchmal auch der Arzt in ein warmes Schlafzimmer um. Meistens hat das Baby inzwischen zum erstenmal genuckelt. Oft geht die Mutter mit ihrem Kind im Arm in ihr Zimmer. In jedem dieser Zimmer steht neben dem Bett der Mutter eine hölzerne Wiege, die von einem Vater angefertigt wurde, dessen Kind in Pithiviers zur Welt kam. Außerdem gibt es einen sehr niedrigen Stuhl, einen richtigen »prie-dieu« (Gebetsstuhl), der speziell zur Bequemlichkeit und zum Wohlbehagen einer stillenden Mutter erdacht worden zu sein scheint. Frauen können soviel Besuch empfangen, wie sie möchten. Für die Begleitperson der Mutter steht immer ein zusätzliches Bett bereit.

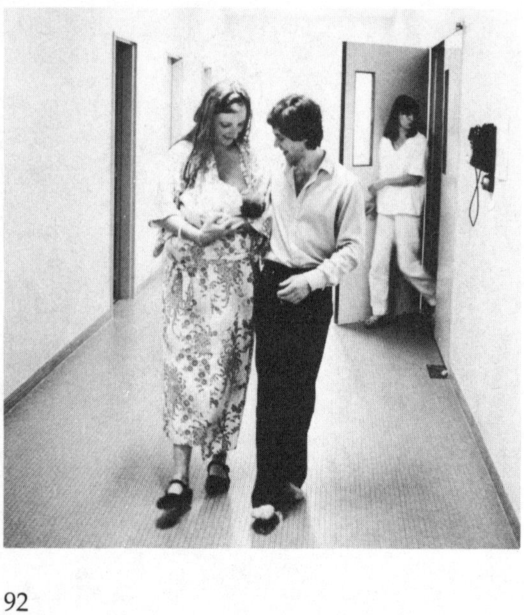

In Pithiviers gibt es selbstverständlich kein zentrales Kinderzimmer. Die Babys bleiben die ganze Zeit bei ihren Müttern. Dieselben Hebammen, die den Frauen bei der Geburt beigestanden haben, stehen ihnen auch während der Zeit nach der Geburt in der Klinik zur Seite. Unterstützt werden sie von mehreren Frauen, die meistens selbst Mütter sind. Diese Helferinnen, von denen einige schon über zwanzig Jahre hier arbeiten, machen sauber und bringen das Essen. Außerdem zeigen sie jungen Müttern das Windelnwechseln, können hilfreiche Ratschläge beim Stillen geben und informieren

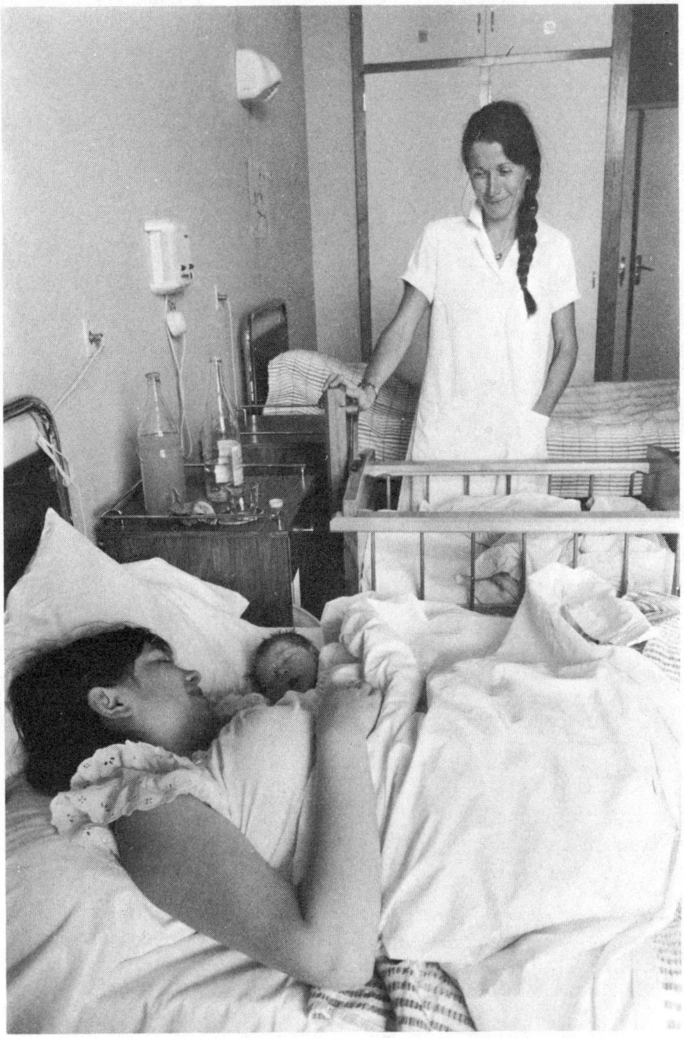

Eine Hebamme schaut nach der schlafenden Mutter mit ihrem Kind

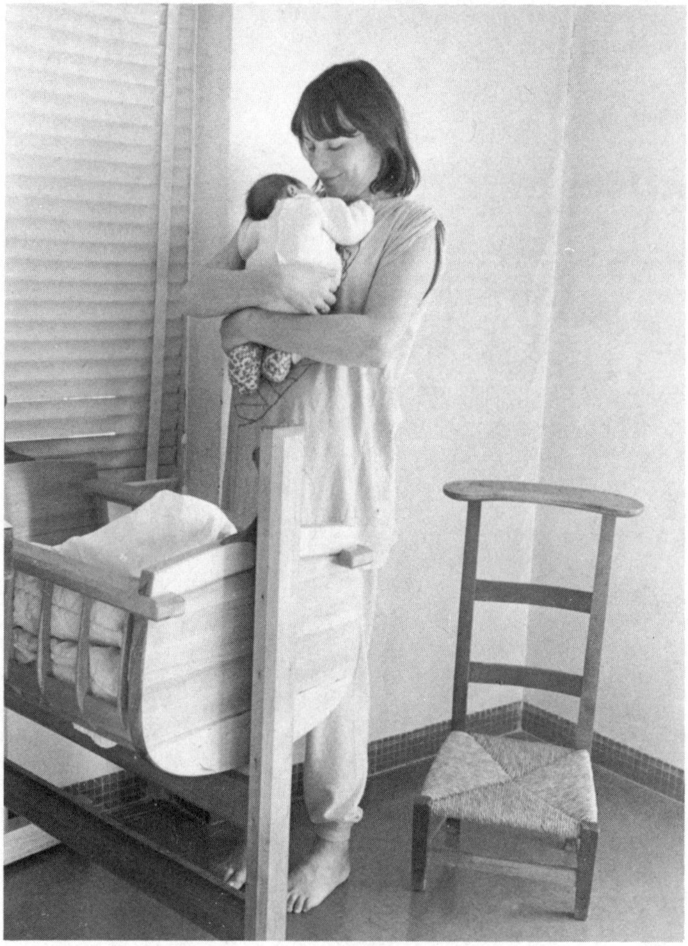

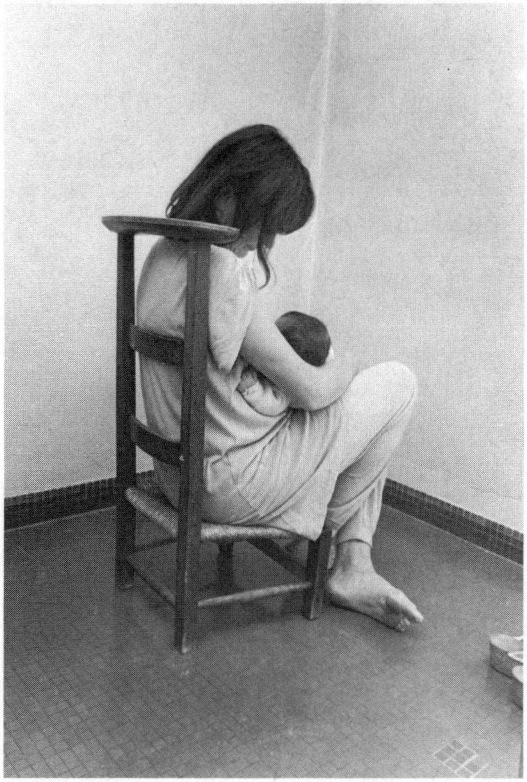

bei ungewöhnlichen Erscheinungsbildern – wie Gelbsucht oder Verhaltensänderungen beim Baby – eine der Hebammen oder den Arzt. Durch die Arbeit der Hebammen und der Helferinnen ist die Mutter während des Klinikaufenthalts von allen anderen Pflichten entlastet und kann sich ausschließlich um ihr Baby und sich selbst kümmern. Keinerlei Klinikregelungen oder Routinemaßnahmen stören die sich vertiefende Beziehung zwischen Mutter und Kind.

In einer solchen Atmosphäre fällt es leicht, die Grundbedürfnisse des Babys zu befriedigen. Babys brauchen die beruhigende Nähe ihrer Mutter: ihre Körperwärme, ihre Berührung, ihre Stimme, ihren Geruch, die Berührung ihrer Haut. Die Babys möchten gerne in Bewegung sein, in den Armen ihrer Mutter geschaukelt werden. Seit der Jahrhundertwende ist das Hin- und Herwiegen des Babys in Vergessenheit geraten; die Kinderärzte, die so mit Keimen und Kalorien beschäftigt waren, haben der Funktion des Vestibularapparats wenig Aufmerksamkeit geschenkt. Durch ihn werden das Gleichgewichtsgefühl und andere motorische Koordi-

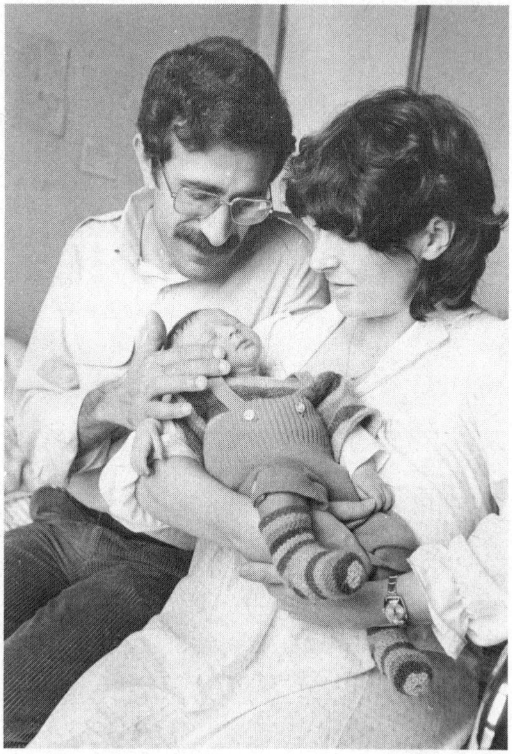

nationsfähigkeiten geregelt; er benötigt zu seiner Entwicklung Stimulation, die in diesem Fall durch das Wiegen bewirkt werden kann. Und natürlich möchten Babys saugen, und vor allem dann, wenn sie das Bedürfnis danach haben.

Am besten werden diese Grundbedürfnisse befriedigt, wenn eine Mutter ihrem Baby Tag und Nacht so nahe wie möglich ist. Im Bett ihrer Mutter scheinen Babys sehr viel ruhiger und zufriedener zu sein als in der Wiege, sogar wenn die Mutter gerade nicht da ist, vielleicht deshalb, weil sie noch ihren beruhigenden Geruch wahrnehmen. Die Mütter werden ermuntert, ihre Babys selbst trockenzulegen und zu baden. Das tägliche Bad ist etwas ganz besonderes in Pithiviers. In der Klinik bestand einmal die Einstellung, daß ein Baby erst gebadet werden dürfe, wenn die Nabelschnur abgefallen ist, was gewöhnlich eine Wartezeit von zwei Wochen bedeutete. Doch auf unserer Station baden Mütter seit 1963 ihre Babys von Geburt an, ohne daß es je Probleme gegeben hätte – und beide haben Spaß daran. Im Hinblick auf die Ernährung lernt eine Mutter, die rund um die Uhr mit ihrem Baby zusammen ist, sehr bald seine Bedürfnisse und Wünsche kennen. Sie wird sehr sensibel für die Ausdrucksmöglichkeiten ihres Babys und deutet nicht jeden Schrei als Hunger, was häufig zu Stillproblemen führt.

Wir raten beim Stillen zu sehr viel Geduld. Um jeglichen Druck zu verringern, dem sich eine junge Mutter ausgesetzt fühlen könnte, weisen wir sie darauf hin, daß Babys bis zum zweiten oder dritten Lebenstag keine großen Milchmengen oder sehr viel Kalorien brauchen. Vorher wird noch gar keine richtige Milch, sondern das Kolostrum, eine sehr reichhaltige Flüssigkeit mit hohem Antikörpergehalt, gebildet. Erst etwa am dritten Tag schießt die eigentliche reife Muttermilch ein. Manchmal stimmen die jeweiligen Zeitpunkte nicht überein: entweder die Milch schießt ein, bevor das Baby Appetit hat, oder das Baby ist hungrig, bevor die Milch da ist. In solchen Situationen können die Helferinnen wirklich enorm unterstützen und Ungeduld und Frustration verhindern. Wegen der Möglichkeit solcher Probleme ist der dritte Tag zum Verlassen der Klinik am ungünstigsten. Von den Frauen wird gewiß nicht erwartet, daß sie eine bestimmte Zeit in der Klinik verbringen, sie können jederzeit heimgehen. Die meisten finden jedoch, daß es am besten ist, entweder in den ersten zwei Tagen nach der Geburt oder aber erst nach vier oder fünf Tagen heimzugehen.

Von momentanen Frustrationen abgesehen sind Wochenbettdepressionen in unserer Klinik selten. Viele, die in großen Kliniken gearbeitet oder dort ihr Kind zur Welt gebracht haben, merken sehr bald, wie relativ wenig Frauen bei uns nach der Geburt deprimiert sind. Es ist plausibel, daß die Frauen allein schon durch die Art, wie sie in Pithiviers gebären, für Depressionen weniger anfällig sind. Wir wissen, daß Postpartumdepressionen bis zu einem gewissen Grad mit einem hormonellen Ungleichgewicht zusammenhängen. Nach jeder Geburt kommt es zu einer plötzlichen Änderung der Östrogen-, Progesteron-, Prolaktin-, Oxytozin- und Endorphinwerte. Doch dadurch, daß wir während der Geburt nicht in das Hormongleichgewicht der Frau eingreifen und Medikamente vermeiden, verhindern wir wahrscheinlich viele unnatürliche Hormonschwankungen und vermindern somit die Wahrscheinlichkeit einer Postpartumdepression. Zudem kann die angenehme Atmosphäre in der Klinik auf empfindsame junge Mütter durchaus eine beruhigende und stärkende Wirkung haben. Ein weiterer Faktor kann auch sein, daß die Mütter in unserer Klinik sich so aktiv an der Versorgung der Babys beteiligen, was sowohl ein Gefühl der Erfüllung bedeuten kann wie auch ein Vertrautwerden mit einer neuen Verantwortung. Wenn eine Frau dann die

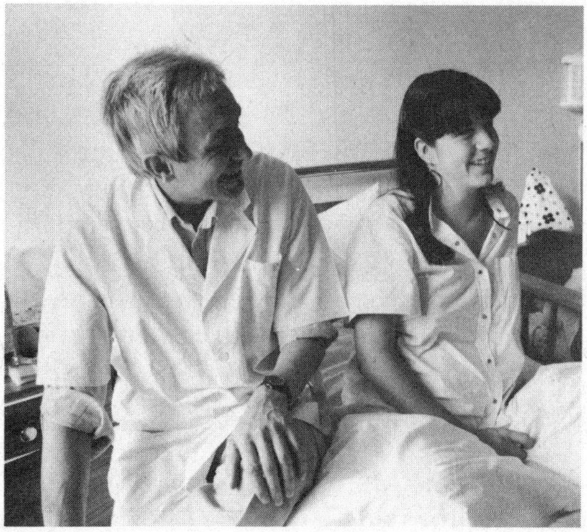

Klinik verläßt, ist sie nicht plötzlich mit einer völlig neuen, sie überfordernden Situation konfrontiert, sondern sie hat sich schon daran gewöhnt und geht gelassen mit ihrem Kind um.

Neben solchen Kliniken wie unserer gibt es nur wenige Orte, wo die Befriedigung der Bedürfnisse des Neugeborenen im Mittelpunkt steht. Zum Beispiel macht es die Atmosphäre in den meisten modernen Kliniken unmöglich, daß das Baby seine Mutter von anderen zu unterscheiden lernt und in ihrer Nähe sein kann. Häufig tritt das Klinikpersonal an die Stelle der Mutter und bringt das Baby so in unnötige Verwirrung. In Säuglingszimmern Chinas und Osteuropas wird diese Situation fast schon karikiert. Dutzende von Babys liegen sauber verpackt in einer Reihe nebeneinander und werden ihren Müttern zu den Fütterungszeiten wie Päckchen ausgehändigt. Die Betrachtung einer solchen Szene macht die Notwendigkeit für Veränderungen besonders deutlich. Komischerweise geht der größte Widerstand gegen Veränderungen häufig von den Müttern der Frauen aus, die zu uns zur Geburt kommen. Das trifft vor allem zu, wenn ihre Kinder in den fünfziger und sechziger Jahren zur Welt kamen, als Stillen wenig galt und Frauen immer wieder gesagt wurde, sie würden ihr Kind durch zuviel Aufmerksamkeit verhätscheln und ihm durch Stillen nach Bedarf »schlechte Gewohnheiten« beibringen. Diesen Frauen ist es unbehaglich, wenn sie beobachten, wie ihre Töchter oder Schwiegertöchter auf die Bedürfnisse ihres Babys, gestillt, im Arm gehalten und zärtlich gestreichelt zu werden, eingehen.

Wenn eine Mutter aus Angst, »schlechte Angewohnheiten« zu fördern, nicht auf ihr Baby »hört«, dann bleibt dem Baby schließlich nichts anderes übrig, als sich einer solchen Behandlung zu fügen. Doch früher oder später rächt sich das. Es ist zwar nicht endgültig bewiesen, doch weisen die Ergebnisse einiger wichtiger Untersuchungen auf einen Zusammenhang zwischen bestimmten Ereignissen im Mutterleib, bei der Geburt und im Säuglingsalter und einer Reihe von späteren Erkrankungen hin. Zum Beispiel hat der britische Ethologe und Nobelpreisträger Nikolaas Tinbergen bestimmte Faktoren wie zum Beispiel eine unsanfte Zangengeburt und eine lange Trennungszeit von der Mutter nach der Geburt als »pathogen« (krankheitsauslösend) identifiziert, in diesem Fall als mögliche Ursachen des Autismus.

Ich persönlich habe schon immer sehr dazu geneigt, der Säuglingszeit und frühen Kindheit sehr viel Gewicht beizumessen, was mit der Arbeit meiner Mutter als Kindergärtnerin zu tun hat. Großen Einfluß haben solche Persönlichkeiten wie Maria Montessori ausgeübt, eine Pionierin auf dem Gebiet der frühkindlichen Erziehung, die untersucht hat, wie sich das, was das Baby in den ersten Lebensstunden erfährt, langfristig auf seine spätere Entwicklung auswirkt. Maria Montessoris Arbeit bekam für mich eine neue Bedeutung zu einem Zeitpunkt in meinem Leben, als in Pithiviers meine frühen Erfahrungen als Mediziner in unsere Neubesinnung der Geburtshilfepraxis einflossen. Als Chirurg hatte ich bei Erwachsenen häufig Krankheiten wie peptischen Ulkus, Colitis ulcerosa und Überfunktion der Schilddrüse behandelt. Jedesmal, wenn ich versuchte, die Ursachen und die Charakteristik dieser sogenannten »psychosomatischen« Krankheiten herauszufinden, führte mich das unweigerlich zur Betrachtung der frühen Kindheit des Patienten. Als ich gleichzeitig solche Krankheiten behandelte und in der Entbindungsstation arbeitete, wurde mein unablässiges Interesse auf die Säuglingszeit und den Beginn der Mutter-Kind-Beziehung gelenkt. Ich wurde neugierig auf die psychoanalytische Sicht und war von den Arbeiten der Ethologen fasziniert, die sich mit dem ersten Kontakt zwischen Tiermüttern und ihren Jungen beschäftigt und die kritische Phase des Bindungsvorgangs untersucht hatten.

Die faszinierende Theorie der »Aktionshemmung«, die von Henri Laborit formuliert wurde, dem französischen Physiologen, der 1952 das Chlorpromazin, das erste neuroleptische (verhaltensverändernde) Medikament einführte, liefert einen wichtigen Schlüssel für unser Verständnis vom Zusammenhang zwischen frühen Traumen und der späteren Entwicklung. Laborit verwendete den Begriff »Aktionshemmung« zur Beschreibung des grundlegend unterwürfigen Verhaltensmusters, eines pathogenen Zustands, der eintritt, wenn ein Organismus nicht in der Lage ist, auf Streß entweder durch Kampf oder Flucht zu reagieren. In Experimenten mit Ratten konnte Laborit die Ursache hohen Blutdrucks bis zu solchen Situationen fortwährender Frustration zurückverfolgen. Ratten in einem Käfig bekamen wiederholt Elektroschocks. Einige hatten Zugang zu einer offenen Tür, andere konnten nicht fliehen. Einige waren mit anderen Ratten zusammen im Käfig, andere waren allein. Nur die Ratten, die weder kämpfen noch fliehen konnten, litten unter einem deutlichen Anstieg des Blutdrucks. Der wichtige Punkt ist der, daß die genaue Art oder Ursache von Streß weniger bedeutend ist als die Frage, wie oder ob man handeln kann, um den Streß zu verringern. Das trifft mit Sicherheit beim Menschen zu. Wir brauchen uns nur vor Augen zu führen, wie beunruhigend solche frustrierenden Situationen ohne die Möglichkeit der Erleichterung oder Lösung in unserem Leben sind.

Hormonuntersuchungen bestätigen Laborits Theorien. »Aktionshemmung« führt zur Sekretion von Noradrenalin und Cortisol; Cortisol selbst löst die Aktionshemmung aus – das Ergebnis ist ein quälender Teufelskreis. Nur eine Handlung, die dem Muster entgegenwirkt, indem sie eine Belohnung bringt, kann den Teufelskreis durchbrechen. Da bekannt ist, daß Noradrenalin die Blutgefäße verengt, den Herzschlag beschleunigt und den Blutdruck ansteigen läßt, daß Cortisol viele verschiedene Langzeitwirkungen wie Schwächung des Immunsystems und Zerstörung des Thymus hat, können wir zudem voraussagen, daß wiederholte Aktionshemmung ernste Folgen hat. Es ist offenbar, daß solche ständigen hormonellen Reaktionen auf pathogene Situationen (zusammen mit genetischen und anderen Ursachen) Faktoren in der Entstehungsgeschichte solcher Krankheiten sind, die wir gewöhnlich als »psychosomatisch« bezeichnet haben. Dazu gehören Depressionen, hoher Blutdruck, Magengeschwüre, Allergien, Sexualstörungen, schwere Geburten, Kolitis, Störungen des Immunsystems, Krebs – kurz gesagt, alle die Krankheiten, die wir mit unserer modernen Zivilisation in Zusammenhang bringen.

Zwar bezieht Laborit seine Erkenntnisse nicht ausdrücklich auf die üblichen Erfahrungen von Säuglingen, doch hätte er das sehr wohl tun können. Gerade in diesen ganz frühen Lebensphasen, wenn der »Hormonstat« im Gehirn, der den Hormonspiegel im Körper reguliert, sich einpendelt, ist es am wahrscheinlichsten, daß diese Verhaltenssituationen pathologische Entwicklungen entstehen lassen.

Viele Babys verbringen Tage, Wochen, ja Monate in einem andauernden, beinahe chronischen Zustand von »Aktionshemmung«. Stundenlang sind sie von ihren Müttern getrennt, unsanften medizinischen Untersuchungen ausgesetzt, ihr Bedürfnis nach Nahrung wird ignoriert, und so lernen sie wahrscheinlich schon sehr früh, daß sie durch ihr Weinen wenig oder nichts bewirken. Unseren Müttern und Großmüttern ist tatsächlich beigebracht worden, daß Babys nicht »verzogen« werden dürfen – anders ausgedrückt, daß sie in einem Zustand der »Aktionshemmung« gehalten werden müssen. Unser Ziel in Pithiviers ist es, solche pathogenen Situationen durch die Befriedigung der Grundbedürfnisse der Babys zu verhindern. Die beste Möglichkeit, das zu gewährleisten, besteht darin, daß Mutter und Kind in der ersten Zeit immer zusammen und jederzeit füreinander erreichbar sind.

Wenn in den herkömmlichen Kliniken schon die Grundbedürfnisse voll ausgetragener Babys selten befriedigt werden, so ist die Situation bei Frühgeburten noch prekärer. »Unreife« wird heutzutage als Behinderung betrachtet und gefürchtet, weil dies so oft mit einer größeren Anfälligkeit für Krankheiten, emotionalen Problemen und geistiger Behinderung einhergeht. Doch ohne die möglichen Probleme leugnen zu wollen, sollten wir nicht vergessen, daß Galilei, Pascal, Darwin und Einstein Frühgeburten waren – und in gewissem Sinne werden alle Menschenkinder im Vergleich zu den meisten anderen Säugern in einem unreifen Zustand geboren (ihre Organe sind noch nicht voll entwickelt). Ihre Reife findet im gesellschaftlichen Kontext statt, wo sie frühe, intensive Sinnesreize erfahren. Die spezifische Art der Sinnesreize ist je nach Kulturzugehörigkeit und auch individuell unterschiedlich, doch Sinnesreize in irgendeiner Form gibt es überall. Was kann uns das über Säuglinge mitteilen, die »vor dem Termin« geboren wurden? Zwar wird die Reife des Zentralnervensystems durch bestimmte chronologische Befehle im Zusammenhang mit dem genetischen Code bestimmt, doch ist das Erwachen der Sinnesfunktionen zweifellos ein wichtiger Anreiz für dessen Entwicklung. Zum Beispiel haben einfache Tests ergeben, daß im Alter von 45 Wochen von der Empfängnis an gerechnet Säuglinge, die zu früh zur Welt kamen, gewöhnlich eine weiter entwickelte Vestibularfunktion aufweisen als Säuglinge des gleichen Alters, die zum errechneten Termin geboren wurden. Eine zu frühe Geburt braucht also nicht notwendigerweise zu mangelnder körperlicher und emotionaler Fähigkeit zu führen; im Gegenteil können zu früh geborene Babys, die sofort umfassenden, abwechslungsreichen Reizen ausgesetzt sind, in ihrer Entwicklung besonders weit sein. Vielleicht haben einige unserer zu früh geborenen Genies in einem sehr frühen Alter ausgesprochen umfassende Sinnesreize erfahren – eine naheliegende Hypothese, denn bevor es die Neonatologie (Zweig der Medizin, der sich speziell mit Frühgeburten befaßt) gab, verdankten es Frühgeburten wahrscheinlich der unermüdlichen Zuwendung und Wachsamkeit umsichtiger, einfühlsamer Mütter, daß sie überlebten.

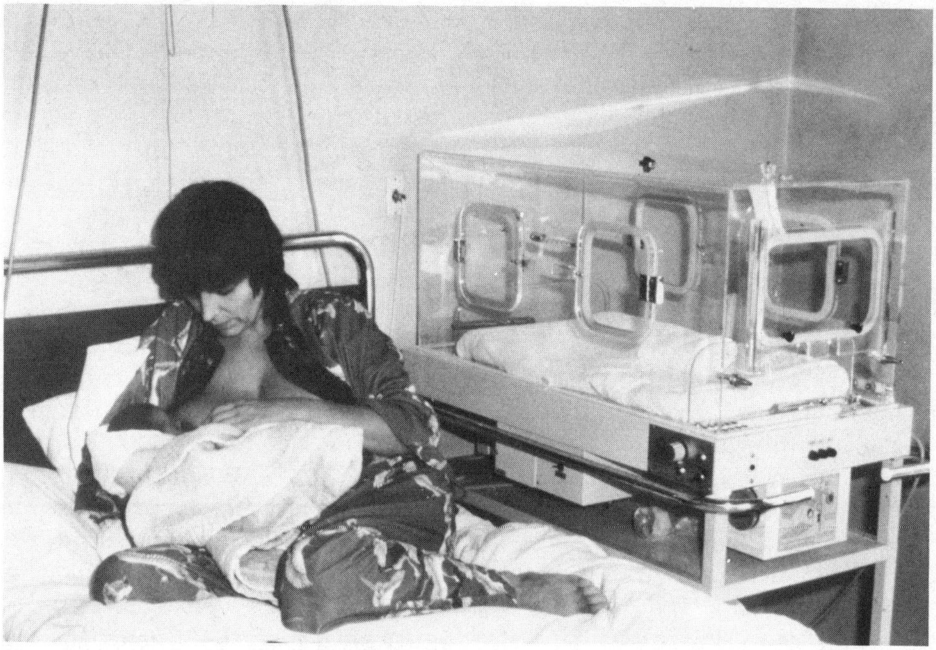

Die Mutter hat ihr zu früh Geborenes bei sich im Bett, der Brutkasten steht daneben

Heute bedeutet zu früh geboren werden leider, daß Mutter und Kind getrennt und den Babys in einer wichtigen Entwicklungsperiode sensorische Reize vorenthalten werden. In einer Intensivstation bekommt eine Frühgeburt oft *weniger* Anregungen seiner Bewegungs- und Schwingungswahrnehmung (kinästhetische und vibratorische Stimulation), als es im gleichen Alter als Fötus im Mutterleib erhalten würde – wenn jedoch eigentlich mehr nötig wäre. Die Atmosphäre in dem feuchten Glas- oder Plastikkäfig, der als Brutkasten bezeichnet wird, ist zweifellos abschirmend, und das ständige Motorgeräusch überdeckt alle Geräusche, die für das Baby Bedeutung haben könnten.

Der Säugling kann seine Mutter weder berühren noch ihre Stimme hören. Angesichts der besonderen Bedeutung sensorischer Reize und menschlichen Kontakts für solch ein Kind ist das niederschmetternd. Nahrung und Wärme reichen nicht aus, um das Gehirn mit Energie zu versorgen oder frühe motorische Abläufe einzuüben.

Warum verlegt man nicht zuerst einmal den Brutkasten von der Intensivstation ins Zimmer der Mutter? Jede Mutter begreift, daß ein Brutkasten einfach ein Glas- oder Kunststoffbehältnis mit eingebautem Thermostat ist, ein recht leicht zu handhabendes technisches Gerät. Durch eine zusätzliche Wärmequelle im Zimmer wird es außerdem möglich, das Baby ohne Risiko aus dem Brutkasten herauszunehmen. In warme Tücher eingewickelt, kann selbst ein zu früh geborenes Baby die meiste Zeit in den Armen seiner Mutter verbringen, und hin- und hergeschaukelt, berührt, zärtlich gestreichelt, gekitzelt, angesprochen und gestillt werden. So kann auch eine Frühgeburt seine Mutter kennenlernen, sich an ihre Stimme, ihren Geruch und ihre Berührungen gewöhnen. Auch ist die Zusammensetzung der Muttermilch genau auf die besonderen Bedürfnisse des Frühchens abgestimmt. Es ist gar nicht erstaunlich, daß in Pithiviers die meisten Mütter von Frühgeburten vom Brutkasten so wenig wie möglich Gebrauch machen, sondern ihr Baby lieber bei sich im Bett haben. Es ist erstaunlich, wie schnell das zu früh Geborene und seine Mutter, wenn sie die ganze Zeit zusammen sind, eine selbständige Einheit bilden, die nicht vom Klinikpersonal abhängig ist. Durch einen solchen intimen Kontakt lernt die Mutter ihr Baby am besten kennen. Wenn etwas nicht in Ordnung ist, wird sie es immer als erste merken.

Die kleinsten Babys, die wir auf der Station behalten und nicht in eine Neugeborenenintensivstation überwiesen haben, waren ein Zwillingspaar, von denen jedes 1680 Gramm wog. Während ihres Aufenthalts in Pithiviers waren die Zwillinge nur einmal von ihrer Mutter getrennt – sie hatte eine Stunde lang etwas in der Stadt zu erledigen. Niemals war es nötig, Babys mit einem Geburtsgewicht unter 2550 Gramm auf die Kinderstation zu überweisen, wenn wir den Entschluß gefaßt hatten, sie bei uns zu versorgen. Zudem waren wir immer wieder beeindruckt, wie schnell sich diese Babys unter der Fürsorge ihrer Mütter entwickelten, und stimmten häufig einer Klinikentlassung zu, wenn sie noch untergewichtig waren. (Dagegen würden solche Babys in Neugeborenenintensivstationen weitere ein oder zwei Wochen im Inkubator gelassen.) Tatsächlich steigt in uns der Verdacht auf, daß ein großer Teil der Verdauungsstörungen, die bei Frühgeburten häufig beobachtet werden, nicht mit der Unreife an sich zu tun haben, sondern mit fehlender oder eingeschränkter sensorischer Stimulation und menschlicher Zuwendung – und vor allem mit der Trennung von Mutter und Kind –, wie das in den meisten modernen Kliniken üblich ist.

Leider sind es oft auch auf unserer Station praktische Hindernisse, die diese ideale Nähe zwischen Mutter und Kind unmöglich machen. Wenn eine Frau schon mehrere Kinder daheim zu versorgen hat, ist es ihr manchmal einfach nicht möglich, mehrere Wochen lang mit ihrem Baby in der Klinik zu bleiben. Zudem läßt sich die staatliche französische Krankenversicherung nur schwer dazu überreden, länger als zwölf Tage die Kosten für ihren Klinikaufenthalt zu übernehmen, auch wenn das gewöhnlich weniger kostenintensiv als der Aufenthalt eines Neugeborenen in einer Intensivstation ist. Bis zu einem gewissen Grad hängen diese praktischen Schwierigkeiten auch mit unserer vielleicht übertriebenen Vorsicht zusammen. Trotz der Ungastlichkeit der Brutkästen sind wir noch nicht soweit, einfach ganz auf sie zu verzichten. Und wir fühlen uns noch nicht in der Lage, dem Beispiel von Edgar Rey, einem kolumbianischen Kinderarzt, zu folgen, der Frühgeburten schon nach ein oder zwei Tagen entläßt und die Mütter anweist, Tag und Nacht in engem Körperkontakt mit ihnen zu verbringen. Noch nicht...

Die Ergebnisse unseres Umgangs mit Frühgeburten lassen sich noch nicht statistisch interpretieren; bis jetzt hatten wir einfach noch nicht genügend Fälle. Doch wird unsere Einstellung durch die Tatsache gestützt, daß von den 48 zu früh geborenen Babys, die in den letzten vier Jahren in Pithiviers geboren worden sind und von denen jedes unter 2550 Gramm wog, keines anschließend in die Klinik eingeliefert werden mußte.

Vor der Klinikentlassung besprechen wir mit der Mutter eine Reihe von Themen, von Empfängnisverhütung bis zu Babytragetüchern. Wir erzählen ihr auf jeden Fall etwas über die La Leche League, die internationale Organisation, die vor 25 Jahren von Frauen gegründet wurde, die das Stillen sowohl den Müttern wie auch den Babys leichter und angenehmer machen wollten. Es ist wichtig, daß Frauen wissen, was sie beim Stillen erwartet, denn viele Ärzte wissen so wenig darüber, daß sie Mütter bei Problemen nicht beraten können und ihnen dann viel zu schnell zum Abstillen raten.

Zu diesem Zeitpunkt geben wir unsere Verantwortung an die Mutter ab. Wir stehen weiterhin zur Verfügung, falls Probleme auftauchen sollten. Doch wenn wir unsere Sache gut gemacht haben, dann ist sie jetzt bereit und möchte allein zurechtkommen.

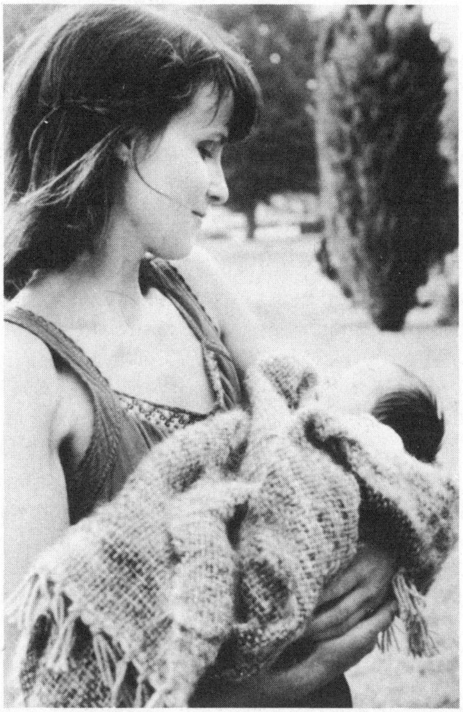

Eine Mutter aus Paris

Es war Frühling. Jeden Donnerstag fuhren wir in die Entbindungsklinik, um mit Marie-Louise zu singen. Bei unserem ersten Besuch war ich im zweiten Monat. Als ich meine fünfjährige Tochter vom Kindergarten abholte, konnte ich hören, wie sie ihren Freunden gegenüber angab: »Heute gehe ich zum Singen und Tanzen in die Klinik, wo Babys geboren werden.«

Phantasie: Marie-Louise singt vom Leben, und mein Kind singt vom Leben in mir. Der Sommer kehrt in Pithiviers ein und die Stadt ist sonnendurchflutet. Goldgelbe Felder bedecken die Erde von Beauce. Unsere Ferien verbrachten wir in einem Dorfgasthof, der Madame de la Forge gehört. Sie arbeitet in der Klinik und singt auch mit. Ihre Gastfreundschaft ist grenzenlos.

Während eines Kinderarztbesuchs fühlt sich meine Tochter zu Martine, einer jungen werdenden Mutter, hingezogen. Sie spielen zusammen und machen Papierflieger. Eine Freundschaft entsteht. Gut, ich verspreche es, morgen machen wir gemeinsam ein Picknick im Gras. Doch am nächsten Tag sind Martine und Didier, unsere neuen Freunde, nicht da. In der Klinik sagt uns eine Helferin, daß ihr Kind in nächster Zeit auf Zimmer 126 zur Welt kommen wird. Wir machen dort einen kurzen Besuch. Didier bittet mich, fünf Minuten bei Martine zu bleiben, er möchte eine Zigarette rauchen. Sie waren nachts beim Zelten, als sich die Geburt ankündigte.

Martines Geburt steht kurz bevor. Sie möchte mit mir zusammen sein, die uralte Verbindung zwischen Frauen wiederaufleben lassen. Martine sitzt im Wasserbecken, damit sie die starken Wehen besser verarbeiten kann. Meine Tochter geht auf Zehenspitzen ein und aus. Sollte ich besser versuchen, sie von den Realitäten der Geburt fernzuhalten? Bald darauf höre ich sie am anderen Ende des Gangs im Singzimmer Klavier spielen. Ihre kleinen Hände berühren die Tasten wie Schmetterlingsflügel, die einander in einem Blumenfeld berühren. Der Kopf des Babys tritt durch. »Ich kann nicht mehr, ich . . .«, stöhnt Martine.

Martines Baby ist geboren und schreit leise in ihrem Arm. »Mein Sohn«, sagt sie voller Staunen, »du hast jetzt dein eigenes Leben!« Der Schweiß in meinem Gesicht vermischt sich mit Freudentränen. »Können wir jetzt unser Picknick machen?« zwitschert meine Tochter, als sie ins Zimmer kommt.

Einige Tage später fragt sie mich nachdenklich: »Mami, ist das das Leben?« – »Ja«, antworte ich ihr. Sie entgegnet: »Oh, das ist toll!«

Einen Monat darauf unternehmen wir die vertraute Fahrt von Paris nach Pithiviers. In den Dörfern wird ein Fest gefeiert. Blumen. Fanfaren. Tambourinmajorinnen. Meine Wehen, die am Morgen eingesetzt haben, werden regelmäßig, als wir im Gleichschritt der Musik folgen.

Gegen acht Uhr abends packe ich in Zimmer 126 meine Koffer aus. Mein Mann bezaubert unsere Tochter mit Wundergeschichten von Hexen. Bald darauf ist sie eingeschlafen.

Genau um Mitternacht wird Baptiste geboren.

Sein Vater hat mich mit seiner ganzen Kraft unterstützt. Eine Helferin hatte darauf geachtet, daß sein mir so wertvoller Griff fest war. Unsere Hebamme wartete geduldig. Und da saß ich nun am Boden, mit meinem Baby im Arm. Es stand eine kleine Badewanne für ihn bereit. Eine Hebammenschülerin, die ich vom Singen her kannte, saß hinter mir und stützte mich. Ich schaute zu, wie Baptistes Vater die

Nabelschnur durchtrennte, die noch mit mir verbunden war.

Wir kehrten auf unser Zimmer zurück, Baptiste in den Armen seines Vaters. Schlafend liegt Baptiste neben mir im Bett. Er wachte auf, versuchte zu nuckeln, schläft wieder ein. Ich erinnere mich an eine andere Geburtsnacht, eine schlaflose Nacht, von Trauer getrübt, Einsamkeit umgab mich: sobald meine Tochter geboren war, wurde sie von mir getrennt, damit ich ausruhen konnte! Hier in Pithiviers nimmt einem niemand die Babys weg. Es ist genug Zeit und Raum, damit neue Bindungen entstehen können.

Am nächsten Tag schlägt eine Schwester vor, daß wir Baptiste trockenlegen. Doch er schläft. Also warten wir. Und ich bin immer noch da, als er aufwacht. Sie geben mir einfach allgemeine Ratschläge. Ich weiß, was zu tun ist.

Vier Monate sind vergangen. Was in Pithiviers angeknüpft wurde, wird mit jedem Tag stärker. Ich schaue Baptiste an, der meine Brustwarze losläßt, um mich anzulächeln und dann zu seinem Vater zu schauen, dessen Stimme er hört! Als er das zum ersten Mal machte, wußte er nicht, daß beim Lächeln meine Brustwarze aus seinem Mund rutschen würde, und er fing an zu schreien. Als er sie wiedergefunden hatte, lächelte er aufs neue!

In Pithiviers war ich während der ganzen Geburt voll da und konnte jeden Augenblick genießen. Ich teilte meine Erfahrung mit Frauen, die mir halfen, und mir und meinem Kind gegenüber unendlich aufmerksam waren. Und für einen Mann muß es eine unvergeßliche Erfahrung sein, der Frau, die er liebt, bei der Geburt zur Seite zu stehen.

Ich trockne den zitternden Baptiste nach dem Baden ab und singe ihm Marie-Louises zärtliche Worte vor:

Tu n'auras jamais froid,
Je sèmerai la laine,
Tu n'auras jemais froid,
Je planterai la soie . . .

Du wirst niemals frieren,
Ich werde Wollsamen säen,
Du wirst niemals frieren,
Ich werde Seidenpflanzen setzen . . .

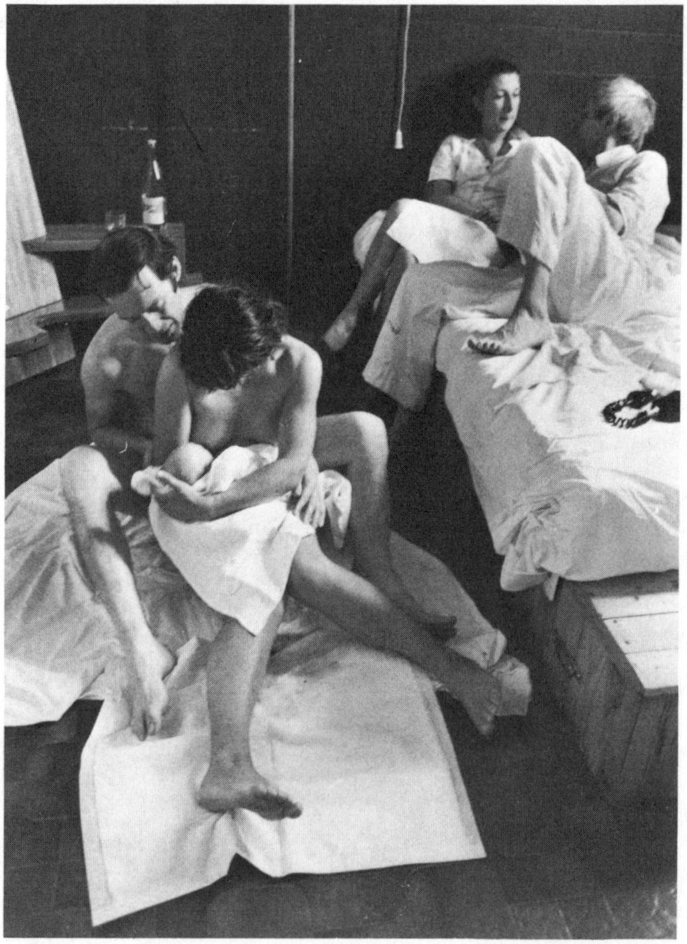

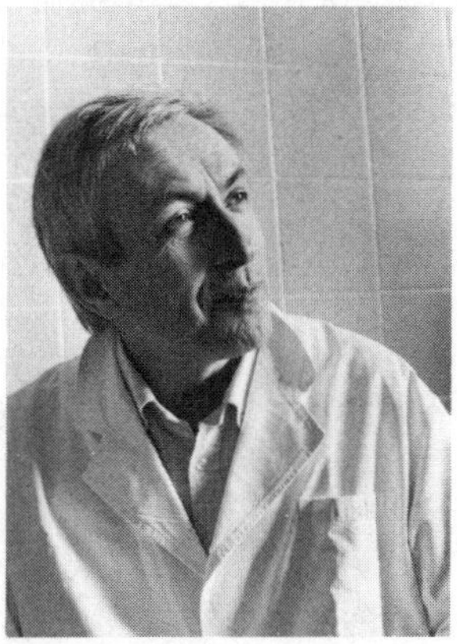

»Anti-Geburtshilfe«

Die Einwände eines herkömmlichen Geburtshelfers gegen unsere Art der Geburt in Pithiviers kann man sich leicht vorstellen. Ein solcher Arzt würde argumentieren, daß unsere Praktiken nur für gesunde Frauen mit geringen »Risikofaktoren« während der Schwangerschaft geeignet sind (von denen erwartet werden kann, daß sie komplikationslos gebären) und daß sie für alle anderen Frauen eine potentielle Gefahr bedeuten. Es stimmt, daß die meisten Geburten in Pithiviers unproblematisch sind. Das hängt jedoch nicht damit zusammen, daß zu uns nur Frauen kommen, bei denen das Risiko einer Komplikation gering ist. Wir sondern die Frauen nicht aus und schicken die mit möglichen Problemen in eine andere Klinik. Auch werben wir nicht für Frauen aus bestimmten Bevölkerungsschichten. Viele Frauen kommen gerade deshalb nach Pithiviers, weil sie bei früheren Geburten Schwierigkeiten hatten. Einige waren schon bei vielen anderen Ärzten und in zahlreichen anderen Entbindungskliniken und sind deshalb besonders besorgt und beunruhigt, was keine leichte Wehentätigkeit und Geburt erwarten läßt.

Andere waren in anderen Häusern für besondere oder für schwierige Fälle gehalten worden und möchten wissen, was wir anders machen können. Zum Beispiel kommen in unsere Klinik häufig Frauen Ende dreißig, Anfang vierzig, die schon Kaiserschnittgeburten hatten, und die Chance haben möchten, nach Möglichkeit ganz natürliche Wehen und eine vaginale Geburt zu erleben. Außerdem schickt uns eine 25 Kilometer entfernte Entbindungsklinik, die noch keine chirurgischen Einrichtungen hat, die Frauen, bei denen sich im Verlauf der Geburt Probleme ergeben haben. Diese Frauen lassen sich bestimmt nicht zu den Schwangeren mit geringem Risiko rechnen.

Wir haben also zumindest unseren gerechten Anteil an schwierigen Fällen. Doch bei neun von zehn Frauen, die in Pithiviers gebären, reichen Warmherzigkeit, Ruhe und Frieden, Bewegungsfreiheit und die Präsenz aufmerksamer Helferinnen aus, um einen reibungslosen Wehenverlauf zu ermöglichen. Es ist tatsächlich so, daß wir um so mehr auf eine gute Atmosphäre achten, je schwieriger die Geburt zu werden scheint. Probleme sind die Ausnahme, selbst bei den Frauen, deren bisherige Erfahrungen auf etwas anderes schließen lassen könnten.

Unter Medizinern werden immer wieder die Risikofaktoren – die berechtigte Besorgnis um die Sicherheit von Mutter und Kind – herangezogen, um die generelle »medizinische Kontrolle« des Geburtsvorgangs zu rechtfertigen und alle Alternativen in Mißkredit zu bringen, seien es Hausgeburten, Geburtszentren außerhalb von Kliniken oder Entbindungsstationen wie die in Pithiviers. Doch ist durchaus nicht erwiesen, daß großzügige Verwendung von Beruhigungsmitteln, künstlichen Hormonen zur Wehenanregung, Epiduralanästhesie und anderen Narkosemitteln, Zangen- und Kaiserschnittgeburten die »Risikofaktoren« senken konnten, denn ein großer Teil dieser medizinischen Eingriffe bringt tatsächlich wieder neue Risiken mit sich. Zudem dient die vorrangige Beschäftigung mit Risikofällen nicht den Interessen der Mehrzahl der Frauen, die »normale« Schwangerschaften und Geburten haben. Leider sind die meisten Ärzte sehr viel mehr an Krankheit als an Gesundheit interessiert. Sie gehen davon aus, daß Gesundheit aus Abwesenheit von Krankheit besteht. Die Folge davon ist, daß sich Ärzte und Medizinstudenten nur den Aspekten der Geburtshilfe zuwenden, die die Pathologie betreffen. Die meiste Zeit verbringen sie damit, sich auf all die schrecklichen Dinge einzustellen, die während Schwangerschaft und Geburt fehlschlagen könnten. Medizinstudenten lernen alles über Plazenta prävia und akute Toxämie, doch bis sie Ärzte geworden sind, haben sie wenig über die Physiologie der normalen Geburt gelernt und wissen nichts über die ganz gewöhnlichen Faktoren, die den Vorgang verändern können, ohne Anlaß zu Panik oder Eingriffen zu sein. Die Folge davon ist schließlich, daß die Geburt an sich, und zwar jede Geburt, als potentieller Problemfall betrachtet wird.

Wir zögern in Pithiviers natürlich nicht, notwendige medizinische Eingriffe vorzunehmen. Wir sind nicht gegen medizinische Technologie, und wir leugnen die Bedeutung des Beitrags nicht, den die Technologie in der Geburtshilfe geleistet hat. Wir versuchen auf jeden Fall, jedes unnötige Risiko für Mutter und Kind auszuschließen. Doch da wir uns der Aufgabe verschrieben haben, den

Frauen zu helfen, selbst ihr Kind zu gebären, bestimmt das den Zeitpunkt und die Art unseres Eingreifens, falls sich Probleme ergeben; da die Situation bei jeder Frau wieder anders ist, gibt es kein Standard- oder Routinevorgehen bei Eingriffen. Und da die Geburt für uns ein sehr persönliches, ganz intimes Ereignis ist, unternehmen wir alles, unseren medizinischen Beistand so wenig störend und eingreifend wie möglich zu gestalten. Es hat sich herausgestellt, daß viele unserer Vorgehensweisen genau die Gefahren ausschalten, die in der herkömmlichen Geburtshilfe heraufbeschworen werden: wenn Frauen sich während der Wehen frei bewegen und aufrechte Geburtspositionen einnehmen können, treten bestimmte Komplikationen gar nicht erst auf, und viele übliche Eingriffe werden unnötig.

Betrachten wir zum Beispiel das Sprengen der Fruchtblase, eine Maßnahme, die immer häufiger durchgeführt wird, obwohl dahingestellt ist, ob sie medizinisch gerechtfertigt ist. In modernen Kliniken ist es üblich, schon in einem frühen Stadium der Geburtsarbeit die Fruchtblase zu öffnen, die das Fruchtwasser enthält, in dem der Fötus schwimmt. Wenn sich durch den Druck der Wehe die Fruchtblase hervorwölbt, kann sie mit einem stumpfen Gegenstand leicht geöffnet werden. Ein Grund, den Ärzte für diese Maßnahme (Amniotomie) anführen, ist, daß die Geburt dadurch beschleunigt wird, was als wünschenswert gilt. Ein weiterer Grund, weshalb viele Ärzte die Fruchtblase sprengen, besteht darin, die Fruchtwasserfärbung feststellen zu können. Die Farbe kann nützliche Informationen über den Zustand des Babys liefern und manchmal Hinweis sein, daß es dem Baby schlecht geht. Wenn ein Fötus unter Sauerstoffmangel leidet, werden seine lebenswichtigen Organe wie Herz und Gehirn geschützt und der Sauerstoffzufluß zu anderen, weniger wichtigen Organen wird vernachlässigt. Wenn das passiert, zieht sich der Darmkanal zusammen, und der Darminhalt entleert sich ins Fruchtwasser und färbt es gelblich, grünlich oder bräunlich, ein Anzeichen dafür, daß das Baby unter Sauerstoffmangel leidet oder gelitten hat. Der dritte Grund zum Sprengen der Fruchtblase ist die Anwendung einer internen Herztonableitung, wobei eine Kopfschwartenelektrode an der Kopfhaut des Babys befestigt wird, um Distreßsymptome feststellen zu können.

Unserer Meinung nach rechtfertigt keiner dieser Gründe einen routinemäßigen Eingriff. Zunächst einmal ist überhaupt nicht klar, weshalb eine routinemäßige Wehenverstärkung wünschenswert ist. Jedenfalls bringt das Sprengen der Fruchtblase ein größeres Infektionsrisiko für Mutter und Kind mit sich. Das trifft besonders dann zu, wenn die Mutter während der Wehen auf dem Rücken liegt, denn in dieser Haltung kann das Fruchtwasser nicht nach unten fließen und herauslaufen. Durch das Sprengen der Fruchtblase entfällt auch die Polsterwirkung für die Nabelschnur und den kindlichen Kopf in der Endphase der Geburt. In den Fällen schließlich, wo durch das Sprengen der Fruchtblase die Geburt beschleunigt zu werden scheint, heißt das wahrscheinlich, daß die Fruchtblase bald auch von selbst geplatzt wäre.

Damit die Geburt ihren natürlichen physiologischen Verlauf nehmen kann, sprengen wir in Pithiviers selten die Fruchtblase. Wenn wir es für notwendig halten, den Zustand des Babys zu überprüfen, schauen wir uns statt dessen das Fruchtwasser mit einem Amnioskop an, einem Metallröhrchen mit einer Lichtquelle an einem Ende. Mit dem Amnioskop können wir durch die durchsichtige Fruchtblase hindurch die Farbe des Fruchtwassers feststellen, ohne sie zerstören zu müssen. Auch sehen wir wenig Sinn in der internen elektronischen Ableitung zur ständigen Herztonüberwachung. Zum einen ist ein solch aggressives Eindringen in die Sphäre des Babys nicht ohne Risiko. Zum anderen ist die Wahrscheinlichkeit, daß es dem Baby schlecht geht, dann am größten, wenn die Frau unbeweglich auf dem Rücken liegen muß, wobei ihre Gebärmutter gegen die Hohlvene drückt und ihre Wehen durch synthetische Hormone verstärkt werden – und dann wird die ständige Herztonüberwachung notwendig. In unserer Klinik, wo die Frauen sich frei bewegen können und keine Medikamente verabreicht werden, sind diese zwei Hauptgründe für einen schlechten fötalen Zustand ausgeschaltet. Deshalb brauchen wir lediglich immer wieder mit einem herkömmlichen Hörrohr die Herztöne des Kindes abzuhören. Wenn die Frau steht oder im Wasserbecken liegt, ist das Dopton praktischer, ein kleines Gerät, das wie ein Elektrorasierer aussieht und mit Hilfe sehr niederfrequentiger Ultraschallwellen die Herzbewegungen des Babys anzeigt. Das Dopton wird von vielen Ärzten für sicher gehalten, weil der Druck und die Intensität der Schallwellen niedrig sind. Doch da über die Langzeitwirkung noch nichts bekannt ist, verwenden wir es in der Frühschwangerschaft nicht. Wenn wir es während der Geburt anwenden müssen, machen wir es so kurz wie möglich.

Es gibt nur zwei Situationen, in denen wir das Sprengen der Fruchtblase für notwendig halten. Die erste ist gegeben, wenn es nach vollständiger Eröffnung des Muttermundes zum Geburtsstillstand kommt – ein selten auftretendes Problem, denn wenn wir genug Geduld haben, dann setzen die Wehen meist spontan wieder ein. Die zweite Situation ist eine tiefsitzende Plazenta, die jedoch den Muttermund nicht völlig verdeckt (Plazenta prävia marginalis). Im letzteren Fall können einige Frauen, sobald die Fruchtblase geöffnet ist, ohne die Gefahr starker Blutungen vaginal entbinden. Von diesen besonderen und ungewöhnlichen Fällen abgesehen ist es jedoch in Pithiviers keine Seltenheit, daß Babys in der »Glückshaube« geboren werden (der kindliche Kopf ist von der noch unversehrten Fruchtblase bedeckt); in vielen Kulturen auf der ganzen Welt gilt das als Zeichen für Glück. Natürlich platzt die Fruchtblase manchmal vor Wehenbeginn. Dann warten wir auf den Wehenbeginn und achten darauf, daß das Fruchtwasser klar ist, ein Hinweis auf den guten Zustand des Kindes. Ein solches normales, spontanes Platzen der Fruchtblase läßt keine Risiken erwarten, doch führen wir dann keine vaginalen Untersuchungen durch, um das Infektionsrisiko zu verringern.

Die routinemäßige Verabreichung von Syntocinon ist eine weitere fragwürdige Maßnahme. Syntocinon, eine synthetische Form des Hormons Oxytozin, ist das auf der ganzen Welt während aller Geburtsphasen am häufigsten verwendete Mittel zur Anregung oder Verstärkung der Gebärmutterkontraktionen. Syntocinon wird verschrieben, wenn bei einer Frau während der Wehen nicht das notwendige hormonelle Gleichgewicht erreicht oder nicht genügend Oxytozin ausgeschüttet wird, um überhaupt Wehen oder ausreichend starke Wehen hervorzurufen. Nach allem, was wir heute über den Einfluß der Umgebung auf die Gebärende wissen, sollte es uns nicht wundern, daß die übliche Klinikatmosphäre einer spontanen Geburt mit wirksamen Wehen nicht zuträglich ist. Die fremde Umgebung, grelles Licht, beängstigende Apparate, merkwürdige Geräusche und das ständige Kommen und Gehen fremder Menschen verringern die Wahrscheinlichkeit, daß sich bei den Frauen das nötige hormonelle Gleichgewicht einstellt. Kein Wunder, daß bei so vielen Klinikgeburten Syntocinon gebraucht wird. Es ist jedoch keine ideale Alternative. Synthetische Hormone können selbst in geringen Mengen niemals ein völlig natürliches Hormongleichgewicht ersetzen. Zudem hat uns die Erfahrung gezeigt, daß künstlich mit Syntocinon verstärkte Wehen manchmal, weil sie besonders stark sind und häufiger kommen, beim Säugling eher Sauerstoffmangel auslösen können als natürliche Wehen. Schließlich haben neueste Untersuchungen ergeben, daß ein Zusammenhang zwischen der Verwendung von Syntocinon und Glukose (der in der intravenösen Lösung enthaltene Zukker, mit der das Syntocinon verabreicht wird) und Neugeborenengelbsucht besteht.

Deshalb unternehmen wir in Pithiviers alles, damit eine Atmosphäre entstehen kann, in der eine Frau ihr eigenes Oxytozin bilden kann, so daß Syntocinon unnötig ist. Wir verabreichen bei weniger als einer von 100 Geburten Syntocinon, und nur dann, wenn die Eröffnung nicht vorangeht und es beim Durchtritt des kindlichen Kopfes durchs Becken Schwierigkeiten gibt. Wir beginnen sehr langsam mit dem Syntocinontropf. Wenn sich der Herzschlag des Babys auch nur geringfügig verlangsamt, stellen wir den Tropf sofort wieder ab; wenn alles gut geht, läuft er solange weiter, bis das Baby sich ins Becken geschoben hat und die Eröffnung vollständig ist. Manchmal reicht schon eine winzige Dosis, um eine vollständige Eröffnung und das Vorschieben des Babys zu bewirken. Sobald wie möglich, das heißt, sobald der kindliche Kopf durchgetreten und geburtsbereit ist, wird die Syntocinonzufuhr gestoppt.

Das Öffnen des Medizinschranks, um alle möglichen Medikamente zu entnehmen, gehört in unserer Klinik nicht zur täglichen Routine. Außer in den oben beschriebenen Fällen, wenn wir Syntocinon geben, verabreichen wir während der Geburt fast niemals Medikamente. Narkose-, Beruhigungs- und Schmerzmittel passieren die Plazenta und wirken sich dämpfend auf das Baby aus. (Die Langzeitwirkung dieser Medikamente auf das Neugeborene – von Syntocinon bis zu den Schmerzmitteln – sind noch nicht bekannt; Untersuchungen werden derzeit durchgeführt.) Wir wenden auch keine Lokalanästhesien wie die Epidurale an, die in vielen Kliniken so populär sind. Bei der Epiduralanästhesie wird zwischen zwei Lendenwirbeln eine Nadel mit einem Katheter eingeführt, durch den ein Narkosemittel injiziert wird, das eine Schmerzunempfindlichkeit oder Gefühllosigkeit in der unteren Körperhälfte der Frau auslöst. Epiduralanästhesien führen zu einem Absinken des Blutdrucks. Dem wird mit einem intravenösen Tropf entgegengewirkt. Außerdem wirken sie wehenhemmend, so daß Syntocinon verabreicht werden muß. Wenn die Eröffnung vollständig ist und der kindliche Kopf gegen den Muttermund drückt, kann die Frau natürlich nicht spüren, wann sie mitschieben muß, statt dessen muß ihr das gesagt werden. Wenn ihre Bemühungen keine Wirkung zeigen, muß das Baby mit der Zange herausgezogen werden.

In der herkömmlichen Geburtshilfe wird die Anwendung von Epiduralanästhesien und anderen Narkosemaßnahmen damit gerechtfertigt, daß der Mutter dadurch sehr viele Schmerzen erspart werden. Epiduralanästhesien verhindern Schmerzen, aber sie verhindern auch eine aktive Teilnahme an der Geburt. Außerdem weigern sich gerade die Anhänger der Epiduralanästhesie, anzuerkennen, daß ein großer Teil der Schmerzen bei der Geburt darauf zurückzuführen ist, daß sie auf eine bestimmte Geburtshaltung der Frauen bestehen, routinemäßig Syntocinon anwenden, wodurch die Wehen unnatürlich stark werden und andere Medikamente verabreichen, durch die das Hormongleichgewicht verändert und möglicherweise die Bildung natürlicher Opiate unterbunden wird. In gewissem Sinn bleibt den Frauen bei der modernen Geburtshilfe gar keine andere Wahl, als nach Epiduralanästhesien und anderen künstlichen Linderungsmitteln zu verlangen.

Anstatt auf Medikamente zurückzugreifen, wenn eine Geburt besonders schwierig ist, ermuntern wir die werdende Mutter dazu, verschiedene Haltungen auszuprobieren, sich in einem Becken mit warmem Wasser zu entspannen, sich nach innen zu wenden, auf all ihre Reserven zurückzugreifen und sich auf die Unterstützung derjenigen, die bei ihr sind, zu verlassen. Gelegentlich bieten wir ein wenig Alkohol in Form von Punsch oder Sekt an, damit die Frau sich besser entspannen kann. Auch haben wir mit verschiedenen Alternativen zu chemischen Schmerzmitteln experimentiert. Eine Zeitlang versuchten wir es mit Akupunktur zur Linderung der Wehenschmerzen. Paradoxerweise brachte uns meine Reise nach China davon ab, das fortzuführen. Dort erfuhr ich, daß die traditionelle chinesische Akupunktur zwar in der Geburtshilfe, jedoch selten bei der Geburt selbst angewendet wird. Das ist nicht auf Ignoranz oder Gleichgültigkeit männlicher Akupunkteure zurückzuführen. Der Zhiyin-Punkt in Höhe des kleinen Zehs zum Beispiel soll bewirken, daß sich Steißlagen in der Schwangerschaft drehen, und der Renzhong auf der Oberlippe kann zur Wiederbelebung bei Neugeborenen eine Hilfe sein. Doch daß Akupunktur bei der Geburt selbst selten Anwendung findet, spiegelt sicherlich eine traditionelle Einstellung und die weise Erkenntnis wider, daß der Versuch, die Geburt zu beeinflussen, die Störung eines äußerst komplexen Vorgangs bedeutet, in den besser nicht eingegriffen wird. Akupunktur brachte uns zwar gewisse Erfolge, doch ließ sie sich unmöglich bei einer umhergehenden Frau, beim Wechseln der Haltung oder im Wasserbecken durchführen, deshalb gaben wir sie schließlich wieder auf. Wir haben nur wenig Erfahrung mit Homöopathie während der Schwangerschaft und Geburt, doch waren wir überrascht von der offenkundigen Wirksamkeit von »Caulophyllum $_4$ CH« alternierend angewendet mit »actea racemosa $_4$CH« (Tabletten, die die Frau sich während der Wehen unter die Zunge schiebt). Manche Hebammen sind davon überzeugt, daß diese homöopathischen Mittel eine leichtere, schnellere und weniger schmerzhafte Geburt bewirken.

Hin und wieder führen wir die »Lumbal-Reflex-Therapie« durch, wenn die Wehen im Lendenbereich als sehr schmerzhaft empfunden werden und die Wehentätigkeit bei fünf Zentimeter Eröffnung zum Stillstand gekommen ist. Dabei werden kleine Mengen Wasser intrakutan im Lumbalbereich injiziert. Untersuchungen haben ergeben, daß in der Haut entstandene Schmerzimpulse tiefe Schmerzimpulse hemmen können. Bei starkem örtlichen Schmerz verschafft diese Therapieform gewöhnlich sofortige Linderung bei diesen spezifischen Rückenschmerzen, und auch die Eröffnung schreitet voran.

Doch letztlich muß eine Frau, wenn die Geburt besonders schwer ist, ihre ganze Kraft einsetzen, um ihr Kind zur Welt zu bringen. Anders als die Mehrzahl der Geburtshelfer vertrauen wir den eigenen Fähigkeiten und Kräften der Frau während der Geburt, und dieses Vertrauen wurde durch unsere Erfahrungen immer wieder bestätigt.

Das gleiche gilt für den Moment der Geburt. Wir lösen bei Geburtshelfern lebhafte Reaktionen aus, wenn wir erzählen, daß seit 1963 in Pithiviers keine Zange mehr gebraucht wurde – und daß die Zange, was uns betrifft, ins Museum gehört. Solche leidenschaftlichen Reaktionen sollten uns nicht überraschen, denn die Zange ist für die moderne Geburtshilfe ebenso grundlegender Bestandteil wie die Rückenlage; indem wir beides abgeschafft haben, haben wir damit die eigentlichen Grundfesten der modernen Geburtshilfepraxis erschüttert. Es sollte nicht vergessen werden, daß der ursprüngliche Grund, weshalb Frauen sich auf hohe, schmale Entbindungsbetten legen mußten, der war, daß die Ärzte die Zange leichter anwenden konnten.

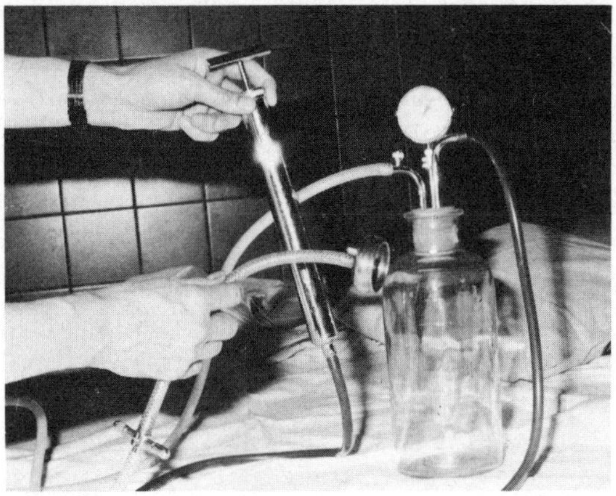

Bei der Verwendung der Zange, mit der das Baby aus dem Körper der Mutter herausgezogen wird, wird der natürliche Geburtsvorgang völlig ausgeschaltet. Manchmal ist dazu eine Betäubung erforderlich, wodurch der Vorgang mit noch mehr Eingriffen und Gefahren verbunden ist. Natürlich sind in den meisten Fällen die Ausbildung und die Erfahrung des Geburtshelfers wichtiger als die Instrumente, die er verwendet. Doch ist es leider so, daß bisher noch keine Zange konstruiert worden ist, die in den Händen von jedem ungefährlich ist, und es gibt nur wenige Hände, die eine Zange sicher und sanft anwenden können.

Die Zange ist in Pithiviers tatsächlich dadurch überflüssig geworden, daß wir die Rückenlage aufgegeben haben. In den seltenen Fällen, in denen die Wehen nicht wirksam genug sind, um das Baby ohne Hilfe hinauszuschieben, selbst wenn der kindliche Kopf gegen den Muttermund drückt und er vollständig eröffnet ist, verwenden wir statt dessen eine einfache Vorrichtung, die Saugglocke. Dieses Instrument, das wir bei sechs Prozent aller Geburten in Pithiviers verwenden, besteht aus einem kleinen, glokkenähnlichen Gefäß, das durch einen Gummischlauch mit einem Glasbehälter verbunden ist. Mit einer einfachen Fahrradpumpe können wir im Glasbehälter ein Vakuum herstellen, so daß die Glocke sich an einer Oberfläche festsaugt. Die Vorrichtung läßt sich zwar bei jeder Haltung anwenden, doch meist befindet sich die Frau dabei in einer halbsitzenden Stellung und wird von ihrem Partner abgestützt. Die Glocke wird in ihre Scheide eingeführt und am Kopf des Babys so nahe wie möglich bei ihrem Schambein angelegt. Wenn wir durch Pumpen ein Vakuum herstellen, saugt sich die Glocke am Kopf des Kindes fest. Eine Meßvorrichtung zeigt den genauen Druck an. In etwa fünf Minuten erreicht der Druck eine Stärke von etwa 0,4 kg pro Zentimeter, das ist ein sehr geringer Wert, der für unsere Zwecke aber ausreicht. Wenn der Druck diesen Wert erreicht hat, sorgen wir für einen ständigen leichten Zug am Gummischlauch und ziehen sanft in Richtung des kindlichen Kopfes. In den Wehenpausen trägt die Glocke dazu bei, daß der Kopf des Babys nicht in die Scheide zurückrutscht. Währenddessen hilft die Mutter weiterhin durch Mitschieben, die Saugglocke unterstützt sie in ihren Bemühungen. Der Druck des kindlichen Kopfes gegen den Damm bewirkt, daß in großen Mengen Oxytozin ausgeschüttet wird, wodurch wirksame Wehen ausgelöst werden (der Ferguson-Reflex). Falls wir einen Wehentropf angelegt haben, stellen wir ihn aus diesem Grund ab, sobald das Baby sich weit genug vorgeschoben hat, um die Saugglocke anzulegen. Sobald die Wehen gut und stark sind, führen wir den kindlichen Kopf sanft doch entschlossen hinaus. Das Baby schiebt sich mühelos nach unten, und gewöhnlich tritt der Kopf nach einigen Wehen durch. Zu diesem Zeitpunkt entfernen wir manchmal die Saugglocke und machen normal weiter, während die Mutter die Geburtsposition einnimmt, die ihr am liebsten ist. Die Saugglocke ist ein praktisches, verläßliches Instrument; es versagt nie, ist ganz leicht zu handhaben und erfordert keine Betäubung. Wir verwenden es bei uns im Geburtszimmer, doch kann es ebenso gut auch bei Hausgeburten verwendet werden.

Nachdem am Ende der Eröffnungsphase die Saugglocke verwendet wurde, können die meisten Frauen aus eigener Kraft ihr Kind zur Welt bringen. Viele Mütter haben nicht den Eindruck, daß ihr Baby herausgezogen wurde; viele vergessen sogar, daß sie durch eine Saugglocke unterstützt worden sind. Frauen, deren Baby dagegen durch Zange zur Welt gekommen ist, vergessen das nie. Bei den Babys zeigt sich nach einer Saugglockengeburt oft eine kleine Beule, die jedoch nach ein paar Stunden völlig verschwunden ist.

Bezeichnend ist, daß die Saugglocke nur in den Ländern allgemein bekannt ist und häufig angewendet wird, in denen Frauen Einfluß auf die Geburtsumgebung haben. Ursprünglich ist die Saugglocke in Schweden entwickelt worden, einem Land mit einer langen Hebammentradition. In China, wo es hauptsächlich Frauenärztinnen gibt, wenden Geburtshelferinnen häufig sehr einfache Versionen der Saugmethode an. Die Zange, durch die der Mutter die Geburt buchstäblich abgenommen und vom Arzt übernommen wird, findet fast ausschließlich in Ländern Verwendung, wo Männer die Geburtshilfe unter sich haben. In Amerika zum Beispiel, wo der Hebammenstand keine so starke Position hat, ist die Rate der Zangengeburten sehr hoch.

Eine weitere übliche Maßnahme zum Zeitpunkt der Geburt, die wir nur in bestimmten Situationen durchführen, ist der Dammschnitt. Beim Dammschnitt wird die Scheidenöffnung durch einen Schnitt erweitert, damit das Baby leichter herauskommt. Es wird immer am hinteren Teil der Scheide geschnitten, manchmal gerade (medial), manchmal seitwärts (mediolateral). Gewöhnlich wird das unmittelbar vor den letzten Wehen gemacht, wenn das Dammgewebe durch den Druck des kindlichen Kopfes gedehnt und relativ unempfindlich ist; die Frau spürt keinen Schmerz. Während der Dammschnitt in den meisten modernen Kliniken Routine ist (95 Prozent), haben wir ihn nur bei 7 Prozent aller Geburten in Pithiviers für notwendig erachtet. Wir machen nur dann einen Dammschnitt, wenn der körperliche Zustand des Babys Anlaß zur Besorgnis gibt – zum Beispiel bei einer Steißlage. Durch einen Dammschnitt werden dem schon sehr belasteten Baby die letzten Wehen erspart, und es kann schneller geboren werden.

Tatsache ist, daß Dammschnitte selten notwendig werden, wenn Frauen in der unterstützten Hockstellung gebären, was in Pithiviers sehr häufig ist. Diese Position sorgt für maximalen Druck im Becken, bestmögliche Muskelentspannung, intensive Dehnung des Dammbereichs und geringsten Muskelaufwand. Sie bietet auch den besten Schutz gegen ernste Dammrisse. Wenn eine Frau auf dem Rücken liegt, die Beine in Haltern abgestützt, und versucht, gegen die Schwerkraft anzuschieben, dann beginnt ein Riß leicht in tiefem Gewebe unterhalb der Hautoberfläche. In der abgestützten Hockstellung jedoch verlaufen die Risse gewöhnlich oberflächlich und heilen schnell. Ernste Dammrisse können ferner dadurch vermieden werden, daß man es unterläßt, Anweisungen zu geben (»pressen!« – »nicht pressen!«), die selten mit den Empfindungen der Frau übereinstimmen, und daß man bei der Geburt der Schultern nicht am kindlichen Kopf zieht.

Ein weiterer Grund, weshalb Dammschnitte bei uns so selten sind, ist der, daß die Hebammen das einfach nicht gerne tun – was die Frage aufwirft, ob dieser Schnitt in die Scheide Ausdruck einer spezifisch männlichen Unsensibilität ist. Natürlich haben herkömmliche Frauenärzte jeden Versuch zur Rechtfertigung ihrer Vorgehensweise unternommen. Sie führen an, daß durch einen Dammschnitt die Wahrscheinlichkeit eines späteren Gebärmuttervorfalls verringert wird – ein Zustand, bei dem die Scheidenmuskulatur, die bei der Geburt verletzt oder überdehnt wurde, die Gebärmutter nicht mehr genügend abstützt. Es gibt jedoch keinerlei wissenschaftliche Beweise für diese Annahme. Meine eigene chirurgische Erfahrung hat mir gezeigt, daß ein Gebärmuttervorfall sehr viel wahrscheinlicher ist, wenn Ärzte die Wehen künstlich verstärken, was die Muskeln stärker belastet, oder mit der Zange entbinden, wodurch die Muskeln tatsächlich geschädigt werden können. Die Tatsache, daß Dammschnitte routinemäßig, jedoch im allgemeinen ohne triftigen Grund durchgeführt werden, ist noch bedenklicher, wenn wir uns vor Augen führen, daß das für die Frauen noch Wochen danach Schmerzen und sexuelle Probleme bereiten kann. Solche Komplikationen treten nach einem natürlichen Riß, der sehr viel schneller heilt als ein Dammschnitt, nicht häufig auf.

Am eindrucksvollsten lassen sich die Ergebnisse unserer Vorgehensweise vielleicht an unserer Kaiserschnittrate von 6 bis 7 Prozent demonstrieren, die in krassem Gegensatz zu den ständig steigenden Zahlen in der ganzen Welt steht (19 Prozent in den USA im Jahre 1982, 13 Prozent in England und 15 Prozent in Frankreich). Der bekannteste französische Professor für Geburtshilfe hat kürzlich erklärt, daß er eine Kaiserschnitthäufigkeit von 20 Prozent für durchaus vernünftig halte. Für diesen Anstieg werden viele Erklärungen angeboten. Ärzte führen das im guten Glauben auf die wachsende Besorgnis um die Sicherheit des Babys zurück. Doch spielen auch noch andere Faktoren eine Rolle. Finanzielle Gründe haben zwar selten das Hauptgewicht, doch in einigen Ländern bringt dieser Eingriff in Privatkliniken eine Menge Geld ein: in Rio de Janeiro zum Beispiel ist die Kaiserschnittrate in Privatkliniken sehr viel höher als in öffentlichen, wobei eine Klinik mit 80 Prozent den Rekord hält! Außerdem spielt die Angst vor Gerichtsverfahren eine wichtige Rolle. Ein Geburtshelfer wird heute selten dafür verurteilt, wenn er einen nicht notwendigen Kaiserschnitt gemacht hat; doch wenn ein Baby unter der Geburt stirbt, läßt sich im nachhinein leicht behaupten, daß es durch einen Kaiserschnitt hätte gerettet werden können. Die einfachste Möglichkeit, rechtliche Probleme zu vermeiden, ist die, sich absolut konventionell zu verhalten – und in dieser Hinsicht stehen wir in Pithiviers auf schwachem Posten. Ein weiterer Faktor bei der Zunahme der Kaiserschnitthäufigkeit liegt in der Medizinerausbildung. Studenten lernen heute nicht mehr, wie sie mit komplizierten Geburten wie zum Beispiel der Steißlage oder auch langdauernden normalen Geburten zurechtkommen, ohne auf den Kaiserschnitt zurückzugreifen. Auch hier scheint die herkömmliche Schulmedizin die Geburt an sich als Komplikation zu betrachten, als Krankheit, die einen Eingriff erforderlich macht. Eine der grundlegenden Ursachen für die Zunahme der Kaiserschnitte kann durchaus in dem tiefverwurzelten Bedürfnis männlicher Geburtshelfer liegen, den Geburtsvorgang zu kontrollieren. Der drastische Anstieg der Kaiserschnittrate (z. B. in den USA von 4,5 pro 100 Geburten im Jahre 1965 auf 19 im Jahr 1982) läßt auf jeden Fall darauf schließen, daß Kaiserschnitte nicht mehr nur als Methode im Notfall dienen, um das Leben von Mutter und Kind zu retten. Selbstverständlich gibt es unbestreitbare Gründe für einen Kaiserschnitt, doch die wachsende Häufigkeit erscheint immer fragwürdiger. Das mit Kaiserschnittgeburten verbundene seelische und körperliche Trauma, das früher dazu geführt haben mag, daß Frauen sich dagegen wehren, ist leider durch die Alltäglichkeit verharmlost worden. Frauen haben sich an die Vorstellung, einen Kaiserschnitt zu bekommen, gewöhnt, gerade weil diese Maßnahme so häufig ist – schon die zweite und dritte Generation von Müttern ist der »medizinischen Kontrolle« der Geburt ausgesetzt – und weil die etablierte Ärzteschaft sich so stark dafür macht.

In den seltenen Fällen, in denen eine vaginale Geburt wirklich nicht ratsam oder unmöglich ist, machen wir wie andere auch einen Kaiserschnitt. Zum Beispiel zögern wir bei einer Stirnlage – wenn anstatt des Hinter- oder Oberkopfes die Stirn über dem Muttermund liegt – oder bei einer Querlage – wenn das Baby seitlich in der Gebärmutter liegt, nie mit einem Kaiserschnitt. Auch bei einem plötzlichen Nabelschnurvorfall mehr als fünf oder zehn Minuten, bevor das Baby erwartungsgemäß zur Welt kommen würde, machen wir einen Kaiserschnitt. (Es ist sehr gefährlich, wenn die Nabelschnur zusammengedrückt wird, denn dadurch wird der Blutaustausch zwischen Baby und Plazenta reduziert und dann unterbrochen, so daß das Baby keinen Sauerstoff mehr bekommt.) Außerdem ist ein Kaiserschnitt unvermeidlich, wenn es für das Baby ein Hindernis auf seinem Geburtsweg gibt, wie zum Beispiel eine Plazenta prävia, die den Muttermund völlig bedeckt. Wenn das Baby sich plötzlich in einem sehr schlechten Zustand befindet, kann dies ebenfalls Grund für einen Kaiserschnitt sein.

Jedes Geburtshilfeteam hat wahrscheinlich seine eigenen Kriterien, nach denen es die Risiken und Indikationen bewertet. Es ist jedoch bemerkenswert, daß in Pithiviers Kaiserschnittgeburten seltener als anderswo nötig zu sein scheinen. Tatsache ist, daß übliche Klinikmaßnahmen, die es bei uns nicht gibt, selbst oft die Notwendigkeit eines Kaiserschnitts nach sich ziehen. Die Geburtseinleitung durch Medikamente, wie sie in westlichen Kliniken üblich ist, führt zu schwierigeren, schmerzhafteren und langwierigeren Geburten, und damit werden häufig schon die Weichen für einen Kaiserschnitt gestellt. Das gleiche gilt für das Sprengen der Fruchtblase, das zu einem Nabelschnurvorfall führen kann. (Dagegen kommt es selten zum Nabelschnurvorfall, wenn die Fruchtblase nicht geöffnet wird.) Wenn das Fruchtwasser, von dem die Nabelschnur umgeben ist, plötzlich aus der Fruchtblase herausfließt, kann die Nabelschnur vor dem kindlichen Kopf nach unten rutschen und völlig abgeklemmt oder zusammengedrückt werden, so daß die Sauerstoffzufuhr zum Baby unterbrochen ist. Der Zustand des Babys verschlechtert sich, es muß ein Kaiserschnitt gemacht werden. Mittel zur Wehenbeschleunigung können ebenfalls die Sauerstoffversorgung des Babys beeinträchtigen, denn während der Wehen ist die Sauerstoffversorgung des Babys unterbrochen, und künstlich ausgelöste Wehen sind stärker und folgen schneller aufeinander als spontane Wehen. Auch das kann den Zustand des Babys verschlechtern und zu einem Kaiserschnitt führen.

Die Schmerzmittel, die eine Mutter häufig zur Linderung der durch Syntocinon ausgelösten Wehen bekommt, können den Geburtsvorgang beeinträchtigen und ebenfalls einen Kaiserschnitt nach sich ziehen. Allgemein können die üblichen Klinikmaßnahmen – die Anwendung von Herztonwehenschreibern (die oft fälschlicherweise einen schlechten Zustand des Babys anzeigen), die vaginalen Untersuchungen und der Wehentropf – die Frau während der Geburt behindern. Ihre Angst führt zum Wehenstillstand: ein Kaiserschnitt wird für notwendig erachtet. Es ist alarmierend aber wahr: je medizinischer die Geburt wird, um so komplizierter und schwieriger wird alles. Unsere niedrige Kaiserschnittrate in Pithiviers weist darauf hin, daß eine Vorgehensweise, deren oberstes Ziel es ist, der Frau zu einer Geburt ohne jegliche Störung der physiologischen Vorgänge zu verhelfen, die beste Möglichkeit zur Verringerung der Anzahl der Kaiserschnittgeburten ist.

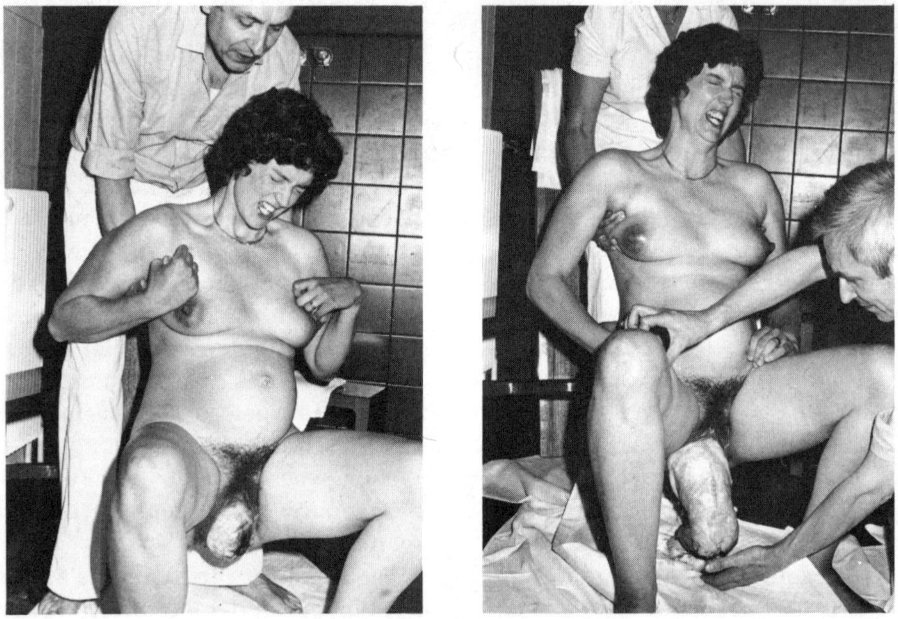

Die Geburt einer Steißlage in abgestützter Hockstellung ...

Wir planen in Pithiviers einen Kaiserschnitt fast nie im voraus. Selbst wenn wir den Verdacht haben, daß schließlich doch ein Kaiserschnitt nötig sein wird, warten wir lieber auf einen spontanen Geburtsbeginn und verlassen uns auf unsere Erfahrung, die es uns ermöglicht, schnelle Urteile zu fällen. Da wir Anlaß zu der Annahme haben, daß das endokrine System des Fötus eine Rolle beim Auslösen der Wehen spielt, können wir erstens bei einem spontanen Geburtsbeginn davon ausgehen, daß die Hirnanhang- und Nebennierendrüsen reif genug für die Anforderungen der Wehen und der Geburt sind. Zweitens scheinen die Gebärmutterkontraktionen während der Geburtsarbeit bei der Stimulation des neuroendokrinologischen Systems des Babys beteiligt zu sein, und wir möchten dem Baby diese Stimulation nicht vorenthalten.

Schließlich lernt man hinsichtlich Wehen und Geburt schnell, mit dem Unerwarteten zu rechnen. Manchmal hat eine Frau eine schnelle, leichte Geburt, nachdem Ärzte davon ausgegangen waren, daß es nur mit Kaiserschnitt geht. Zum Beispiel wird Frauen, die schon einmal einen Kaiserschnitt hatten, manchmal gesagt, daß jedes weitere Kind so geboren werden muß. Doch in unserer Klinik konnte jede zweite Frau, die schon einmal einen Kaiserschnitt hatte, ihr Kind vaginal gebären. Auch rechtfertigt nicht jede Steißlage diese Operation, auch wenn das in vielen herkömmlichen Kliniken beinahe die Regel geworden ist. Wir haben bei Steißgeburten die Erfahrung gemacht, daß wir durch Beob-

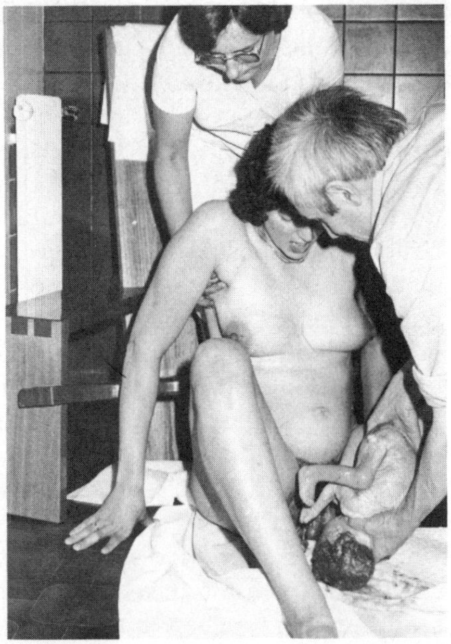

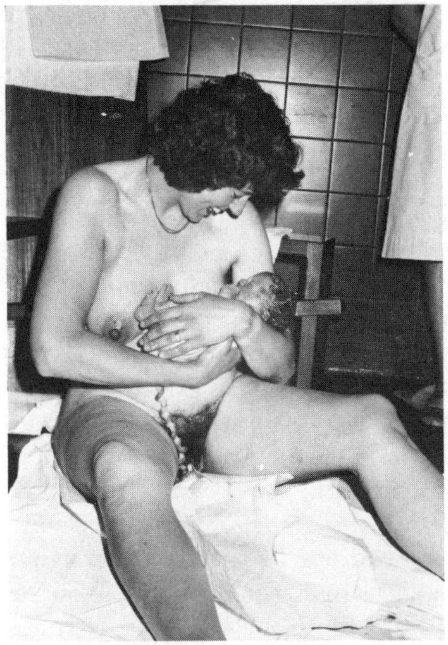

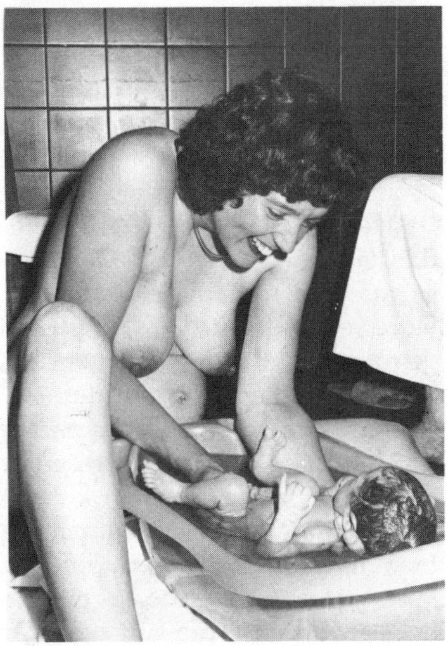

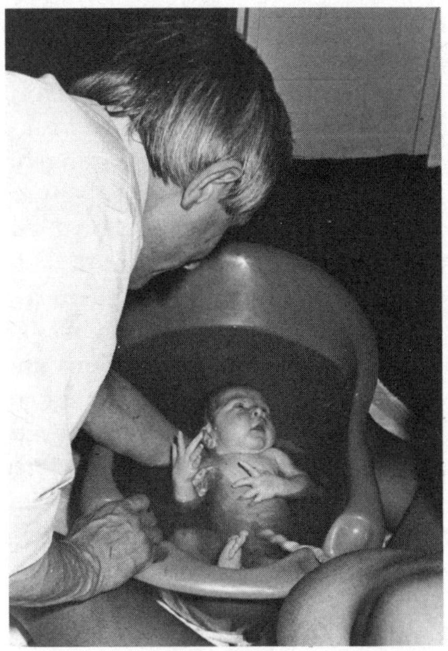

achtung des Verlaufs der Eröffnungsphase die besten Hinweise darauf erhalten, was im letzten Moment zu erwarten ist. Das bedeutet, daß wir nichts unternehmen, was die Eröffnungsphase stören könnte: kein Syntocinon, kein Bad, kein Erwähnen des Wortes »Steißlage«. Wenn alles ohne Störungen abläuft, können wir davon ausgehen, daß die Austreibungsphase problemlos verläuft. Als einziges bestehen wir auf der abgestützten Hockstellung bei der Geburt, weil sie physikalisch am wirksamsten ist. Dadurch verringert sich die Wahrscheinlichkeit, daß wir das Baby herausziehen müssen, und es ist die beste Möglichkeit, die Verzögerung zwischen Geburt der Nabelschnur und Geburt des kindlichen Kopfes so gering wie möglich zu halten, denn in dieser Zeitspanne kann es passieren, daß die Nabelschnur abgedrückt und die Sauerstoffzufuhr zum Baby unterbrochen wird. Wir wagen niemals eine Steißgeburt bei Rückenlage oder halb sitzender Stellung der Frau.

Wenn dagegen die Wehen in der Eröffnungsphase schmerzhaft und wirkungslos sind und die Eröffnung nicht vorangeht, müssen wir vom Gedanken an eine vaginale Geburt schnell Abschied nehmen. Sonst laufen wir Gefahr, daß es in letzter Minute »kein Zurück« mehr gibt, wenn es, nachdem das Gesäß des Babys herausgekommen ist, zu spät ist, die Vorgehensweise zu ändern und sich für einen Kaiserschnitt zu entscheiden. Obwohl wir immer einen Kaiserschnitt machen, wenn die Eröffnungsphase schwierig ist und sich die Lage nicht bessert, werden trotzdem die meisten Steißlagen in unserer Klinik schließlich vaginal entbunden.

In zwei Situationen planen wir manchmal eine Kaiserschnittgeburt im voraus. Die eine ist eine Präeklampsie. Wenn bei einer Frau der Blutdruck gegen Ende der Schwangerschaft plötzlich ansteigt und sie Eiweiß im Urin hat, behalten wir sie in der Klinik und beobachten sie aufmerksam. Wenn sie auf der linken Seite liegt, um ihre Hohlvene vom Druck zu entlasten, sinkt der Blutdruck manchmal, und sie kann dann normal gebären. In diesem Zustand sollte eine Frau keinerlei Medikamente nehmen. Wenn sie plötzlich Kopfweh bekommt und das Gefühl hat, ein Brett auf dem Bauch liegen zu haben, oder wenn die Fruchtwasserspiegelung eine Trübung ergibt, machen wir sofort einen Kaiserschnitt. Das ist die einzige Möglichkeit zu verhindern, daß sich ihr Zustand zu einer Eklampsie entwickelt: Krämpfe mit anschließendem Koma, was zu ihrem oder dem Tod des Babys führen kann. Die meisten Fälle von Präeklampsie treten in den letzten Schwangerschaftswochen auf, manchmal erst während der Wehen.

Wenn der Geburtstermin überschritten ist, machen wir manchmal auch einen Kaiserschnitt, ohne den spontanen Wehenbeginn abzuwarten. Ein wirklich übertragenes Baby ist jedoch selten, man neigt allgemein dazu, die Häufigkeit dieser Fälle überzubewerten, gewöhnlich, weil die Frau oder der Arzt sich verrechnet oder sich im Empfängnistermin geirrt haben. Wenn wir sicher sind, daß der Termin wirklich überschritten ist, machen wir alle 36 Stunden eine Fruchtwasserspiegelung. Solange das Fruchtwasser klar bleibt, warten wir ab. Wir sehen keine Veranlassung, in solchen Fällen routinemäßig die Geburt mit einem Wehentropf oder durch Sprengen der Fruchtblase einzuleiten. Jedoch etwa einmal pro Jahr ergibt eine solche

Fruchtwasserspiegelung, daß das Fruchtwasser getrübt oder in geringen Mengen vorhanden ist, dies zeigt an, daß das Baby sich in einem schlechten Zustand befindet, und erfordert einen sofortigen Eingriff. Wenn die Frau schon geboren hat, sprengen wir vielleicht zunächst die Fruchtblase und schauen, was sich tut, bevor wir uns zu einem Kaiserschnitt entschließen. Wenn eine Frau ihr erstes Kind bekommt, rechnen wir im allgemeinen mit einer längeren, schwierigeren Geburt, und machen deshalb lieber gleich einen Kaiserschnitt, um keine zusätzlichen Schwierigkeiten zu schaffen. Bei einer solchen Vorgehensweise ist die Zahl der Kaiserschnitte in Verbindung mit »Unreife« sehr gering.

Insgesamt bleiben Kaiserschnitte bei uns eine Maßnahme für den Notfall. Durch diese Einstellung verringert sich die Häufigkeit der Eingriffe erheblich, denn das bedeutet, daß wir Kaiserschnitte nicht automatisch ausführen, sondern nur, wenn sie absolut notwendig sind. Und da die Entscheidung bei uns gewöhnlich spontan, unmittelbar vor der Geburt getroffen wird, können wir keine Narkosearten anwenden, die eine lange Vorbereitungszeit brauchen, wie zum Beispiel die Epiduralanästhesie. Wir geben eine leichte Vollnarkose, die gerade für die Operation ausreicht, und operieren so schnell wie möglich. Oft ist der Vater beim Kaiserschnitt dabei, um sein Baby in Empfang zu nehmen, und gewöhnlich wird das Baby innerhalb der ersten zwei Stunden angelegt.

Sowohl bei normalen wie bei operativen Geburten werden die ersten Stunden direkt nach der Geburt als potentiell gefährliche Zeit für die Mutter und ihr Neugeborenes betrachtet. Auch hier haben uns unsere Einstellung und unsere Erfahrungen dazu gebracht, Eingriffe möglichst gering zu halten und bei einer Notwendigkeit von Eingriffen so zurückhaltend wie möglich zu sein.

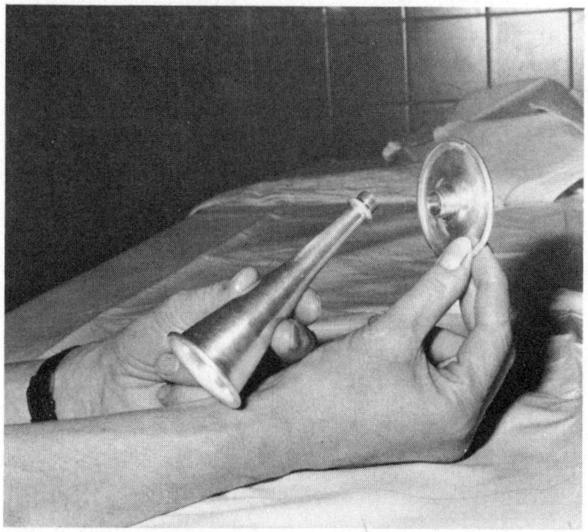

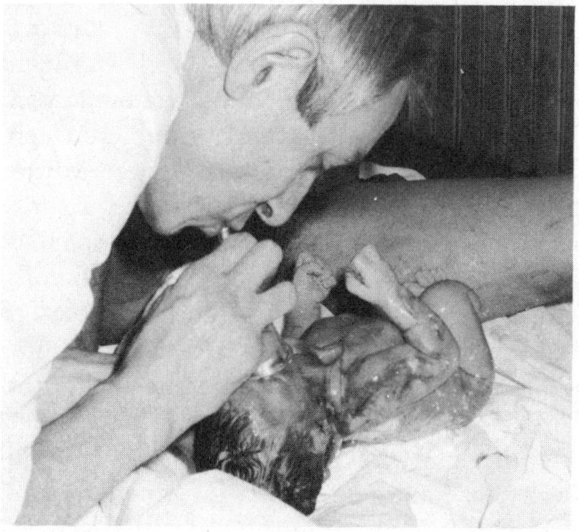

Verwendung des Hörröhrs zum Absaugen der Atemwege

Es kann sein, daß das Baby unmittelbar nach der Geburt Atemschwierigkeiten hat. In den meisten Kliniken ist es üblich, jedem Kind gleich nach der Geburt ein Röhrchen in Nase und Mund einzuführen, um die Atemwege frei zu machen. Häufig wird das als Grund für die sofortige Trennung von Mutter und Kind angegeben. In Pithiviers werden die Säuglinge sofort in die »Sicherheitslage« gebracht: auf dem Bauch, mit seitlich gelagertem Kopf. In dieser Haltung sind die Atemwege des Babys geschützt, auch wenn seine Reflexe noch nicht so stark sind, daß es husten oder schreien könnte. Es kann gefahrlos einige Momente geduldig abgewartet werden, daß der Muskeltonus und die Reflexe besser werden. Wenn das Neugeborene dann jedoch immer noch nicht atmet, müssen die Atemwege frei gemacht werden. Hierzu benutzen wir einfach das trichterförmige Ende des Herztonhörrohrs – es paßt bequem über Mund und Nase des Babys – und saugen mit unserem Mund sanft durch den Trichter den Schleim ab. Manche Babys brauchen kurzzeitig Atemunterstützung durch eine Sauerstoffmaske. Nach wenigen Sekunden kann das Neugeborene meist von selbst atmen und fängt an zu schreien. Doch was ist, wenn das Baby nach einigen Minuten noch immer nicht ohne Unterstützung der Sauerstoffmaske atmen kann? In solchen Ausnahmefällen führen wir ein Röhrchen in die Luftröhre des Babys ein und blasen rhythmisch und sanft Luft direkt in die Lungen ein. Wenn das Neugeborene weiterhin Atemschwierigkeiten hat oder wenn bei der Geburt sehr viel Fruchtwasser vorhanden war (was häufig bei Atemproblemen der Fall ist), verwenden wir eine Sonde, um nachzuprüfen, ob die Speiseröhre blockiert ist. Schließlich muß die Möglichkeit in Betracht gezogen werden, daß das Atemproblem mit einer Mißbildung zusammenhängt, die sich operativ korrigieren läßt, wie zum Beispiel ein Verschluß der Speiseröhre oder ein Zwerchfellbruch.

Auch die Gesundheit der Mutter kann kurz nach der Geburt auf dem Spiel stehen. Bei Kaiserschnittgeburten sind die Risiken für die Mutter statistisch gesehen ernster als die mit einer vaginalen Geburt einhergehenden Risiken. Wenn bei einer vaginalen Geburt Schwierigkeiten bei der Ablösung der Plazenta auftreten oder es zu starken Blutungen kommt, muß sofort gehandelt werden. Zunächst gleichen wir den Blutverlust aus, dann lösen wir die Plazenta manuell und verwenden Oxytozin zur Unterstützung der Gebärmutterkontraktionen. Solche Vorfälle sind in Pithiviers selten; tatsächlich kommt es dazu so gut wie nie, wenn der Geburtsablauf die ganze Zeit über respektiert wurde.

Wir haben zudem festgestellt, daß eine Frau starke Blutungen verhindern kann, indem sie sich nach der Geburt einfach aufrecht hinsetzt, um ihr Kind willkommen zu heißen. Wenn sie sich leicht vornübergebeugt in der Senkrechten befindet, ruht ihre immer noch schwere Gebärmutter nicht auf der Hohlvene, und das Blut kann ungehindert durch ihre Venen zurückfließen. Auch frühes Anlegen und Hautkontakt zwischen Mutter und Kind können zur Verhinderung starker Blutungen beitragen, durch beide Vorgänge wird offenbar die Oxytozinsekretion angeregt, was zu Gebärmutterkontraktionen führt. Das unterstützt die Ablösung und Ausstoßung der Plazenta. Eine Häufigkeit der manuellen Plazentaablösung von nur einem Prozent spricht sehr dafür, die eng miteinander verbundene Physiologie von Mutter und Kind nach der Geburt zu berücksichtigen. Bei einer Hausgeburt ist es sogar noch wichtiger, die enge Wechselbeziehung zwischen Mutter und Kind nicht zu stören, denn starke Blutungen bergen außerhalb der Klinik größere potentielle Gefahren in sich. Unsere Vorgehensweise läßt sich leicht zusammenfassen: wir warten fast immer, bis die Wehen von selbst beginnen. Wenn eine vaginale Geburt schwierig zu sein scheint, stehen uns drei medizinische Eingriffsmöglichkeiten zur Verfügung: Syntocinon (selten); Saugglocke und Dammschnitt (manchmal); wenn eine vaginale Geburt irgendwie unmöglich oder gefährlich erscheint, zögern wir nicht mit der Entscheidung für einen Kaiserschnitt.

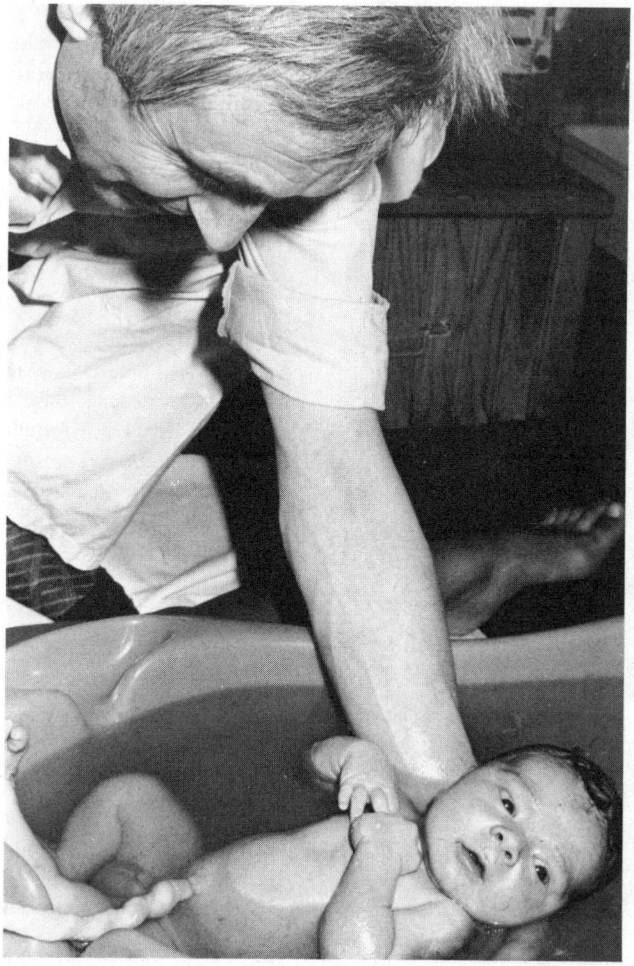

Dominique Pourré, Hebamme

Ich kam vor zehn Jahren als Hebamme nach Pithiviers, und zwar mehr instinktiv als aufgrund einer überlegten Entscheidung. Doch entschloß ich mich zu bleiben. Alles, was ich hier über Frauen, Männer, Ärzte, Hebammen – und mich selbst – gelernt habe, hat es mir unmöglich gemacht, wieder einen Arbeitsplatz anzunehmen, wo solches Wissen vernachlässigt wird und nur Ausbildung, Praktika und Prüfungen zählen. In den vergangenen zehn Jahren habe ich eine sehr wichtige Sache gelernt: Frauen müssen aufpassen, daß sie sich nicht völlig in die Hände der Ärzte und Hebammen begeben, wenn sie ihr Kind zur Welt bringen. Wir haben in unserer Fachausbildung gelernt, kühl, distanziert und technisch vorzugehen, und doch können wir in ihren Augen nichts falsch machen. Wie sollten wir da nicht weiterhin daran glauben und andere glauben machen, daß es Frauen, was Geburt anbelangt, an Kreativität und Initiative mangelt, daß sie von uns Entscheidungen erwarten? In diesen entscheidenden Momenten handeln wir für sie, wir belehren sie, nehmen ihr gesamtes Leben, ja, selbst ihre Gefühle in die Hand. Durch die zehn Jahre in Pithiviers sind diese Ausbildung, diese Einstellungen, die fortwährende Untermauerung von Autorität und hierarchischem Denken immer wieder erfolgreich in Frage gestellt worden.

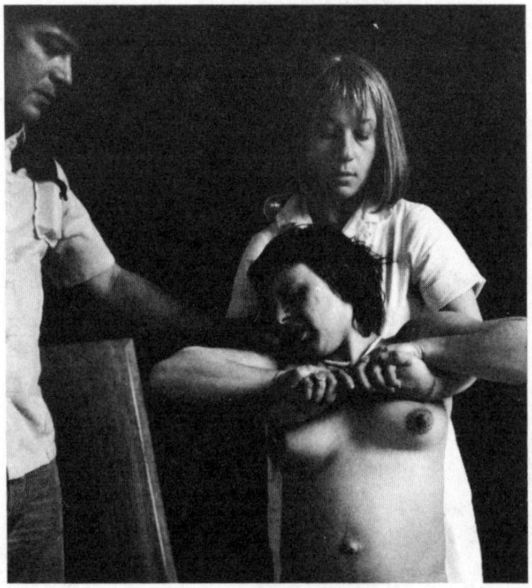

Michel Odents grundlegender Gedanke für Mütter lautete: »Befolge nicht den Rat anderer. Niemand weiß besser als du selbst, was für dein Baby richtig ist.« Die werdende Mutter war jetzt für etwas verantwortlich, das zu einem freudigen Ereignis werden konnte. Anstatt es jemand anderem zu überlassen, ihr Baby zu entbinden, zu trösten oder es zum erstenmal zu baden, war es ihre Sache, sich zu beteiligen, es selbst zu tun.

Ich hatte gerade selbst einen Sohn bekommen, und vielleicht war ich deshalb offener für diese Erkenntnisse. Bald wurde mir klar, daß ich trotz der traditionellen Vorrechte durch meine Rolle als Hebamme nicht mehr als erste das Baby anfassen konnte. Ich würde mit dem Baby nicht mehr aus irgendwelchen verborgenen Gründen, die mir entfallen sind, in einem anderen Zimmer verschwinden. Ich würde keine Gummihandschuhe mehr tragen, damit das Baby als erstes menschliche Haut spüren konnte. Es war nicht einfach, doch ich versuchte es. Und ich würde die Mutter ihr Kind liebkosen lassen. Ja, ich sage »lassen«, denn wir Experten hatten immer noch die Macht; wir gaben immer noch grünes Licht, damit Emotionen freien Lauf gelassen und sie ausgedrückt werden konnten – oder häufiger rotes Licht, wie Konvention und Routine uns das gelehrt hatten.

Mütter mußten selbst die Initiative überneh-

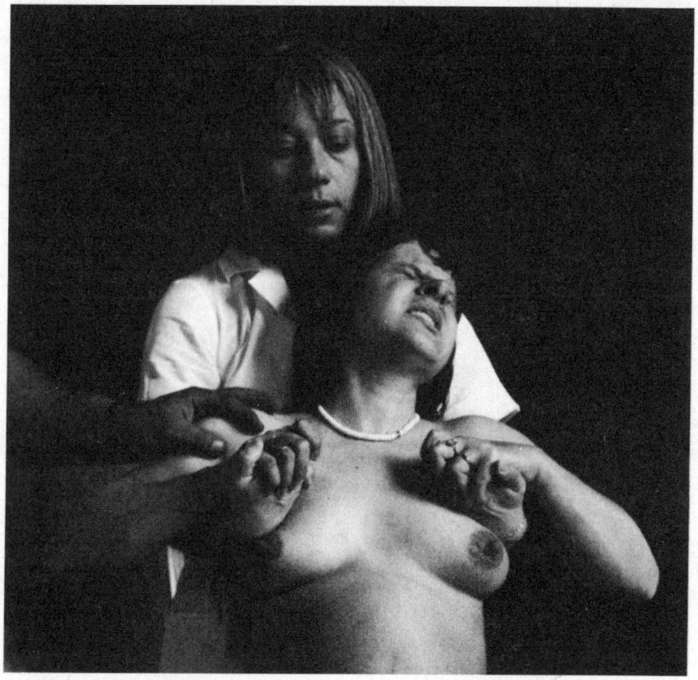

men. Sie konnten sich nicht länger davor fürchten, daß ihre Babys sich zerbrechlich und glitschig anfühlten. Wir mußten ihnen sagen: »Du kannst dein Baby selbst gebären. Streck deine Hände aus und ergreife die winzigen Arme, sie strecken sich dir entgegen. Hab keine Angst, du kannst das. Es ist dein Baby.« Nicht unseres, nicht das der Ärzte, kein fremdes Produkt medizinischen Wissens, medizinischer Technik oder Macht. Doch es war nicht so einfach, wie es sich anhört.

Diese Rolle des »Kidnappers« läßt sich nicht ablegen, ohne sich selbst in großem Maße in Frage zu stellen. Als ich die offizielle »Kidnapperin« war, war der Anblick des Babys eine solche Erleichterung. Ich dachte dann: »Da ist es. Ein Junge, er ist da, quicklebendig! Ich kann ihn im Arm halten, ich habe das Recht dazu. Oh, ich hatte solche Angst, daß er vielleicht gar nicht wirklich da war. Ja, genau wie du, seine Mutter. Ich hatte die gleichen Gefühle, die gleichen Ängste. Und jetzt mache ich dir ein Geschenk: dein Kind. Doch zuerst muß ich es untersuchen, baden, wiegen, anziehen.« Die Zeitspanne, in der das Baby jemand anderem als der Mutter gehören konnte, schien unbegrenzt zu sein. Und die »Kindsentführer« in ihren weißen Kitteln, diese geheimnisvollen Gestalten, die laut redeten und die Entscheidungen trafen – was verbargen wir hinter unseren Gazemasken? Angst vor dem Tod? Angst vor Frauen? Gibt es keine andere Möglichkeit?

Erscheinen wir wirklich so sicher? Wie können Frauen wirklich glauben, daß wir mehr über diese Dinge wissen als sie selbst?

Also nehmt die Masken ab! Tauschen wir die Rollen!

Ich bin da. Ich höre dir zu. Was fühlst du? Ich kann dir helfen, wenn du mir sagst, was du willst. Sprich mit mir. Lehre es mich. Ich möchte nicht mehr länger so aktiv und mächtig vor dir stehen.

Heute in Pithiviers kann ich mich zurücklehnen, zuhören, an einem intimen Vorgang teilhaben. Die Frau steht aufrecht. Sie teilt mir mit, was vor sich geht: daß sie Veränderungen in ihrem Körper bemerkt, daß sie mitschieben möchte, daß sie sich noch ein bißchen mehr öffnen muß, daß die volle Fruchtblase sich gegen ihre Finger wölbt. Sie sagt mir, was sie braucht: Wärme, warmes Wasser, die Berührung ihres Partners oder vielleicht auch meine. Sie drückt ihre Gefühle aus: wie weh es tut, daß sie möchte, daß die Hebammenschülerinnen mit ihren staunenden Augen hinausgehen, weil sie einen inneren Fluß in ihr hemmen, daß ich nicht immer so weich und sanft bin, wie sie das gerne hätte, daß sie es lieber hinter sich hätte, daß sie schreien möchte, daß sie es jetzt tun wird. Ich höre sie aufschreien, und ich versuche nicht mehr, sie zur Ruhe zu bringen. Sie lehrt mich. Ich höre ihr zu, ich lerne von ihr. Auch ich bin schwanger, schwanger von ihren Worten, ihren Schmerzen, ihren merkwürdigen Schreien, die selbst sie nicht als ihre eigenen erkennt.

Ich bin überwunden. Ich habe ihr nichts beizubringen. Sie treibt selbständig das Leben voran. Ich habe sie nicht zu berühren. Sie schreit mich an: »Bleib weg. Ich gebäre mein Kind. Laß mich in Ruh!« Sie macht es sich bequem, und ich muß mich ihrer Stellung anpassen. Sie bewegt sich im Raum. Sie ist kreativ, voller Initiative und Lebendigkeit. Sie sorgt für das, was sie braucht. Sie ist erschöpft und doch so lebenssprühend. Wenn sie sich mir entgegenwirft, bin ich von ihrem Schweiß bedeckt. Ich bin verpflichtet, mich ihren Wünschen zu beugen. Doch sie ist schön, sie ist das Leben, das sie hervorbringen wird. Sie fragt mich nicht mehr nach der Uhrzeit, ob es ein Mädchen oder ein Junge ist, wieviel es wiegt. Statt dessen stößt sie einfach einen Jubelschrei aus. Ich gehe aus dem Zimmer, bin erschöpft, erfüllt von ihren Gefühlen, ihrer Freude.

In den zehn Jahren in Pithiviers habe ich gelernt: wo Frauen ihre Freiheit haben, lernen wir, wie sie am besten gebären. Sie zeigen es uns. Sie vertrauen uns. Schaut ihnen zu. Hört genau hin...

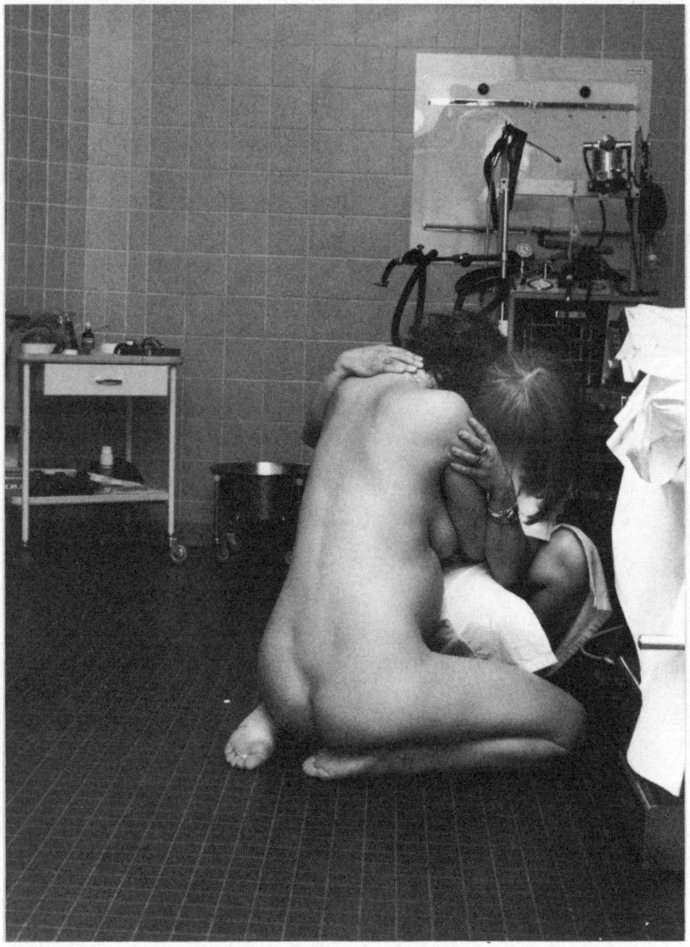

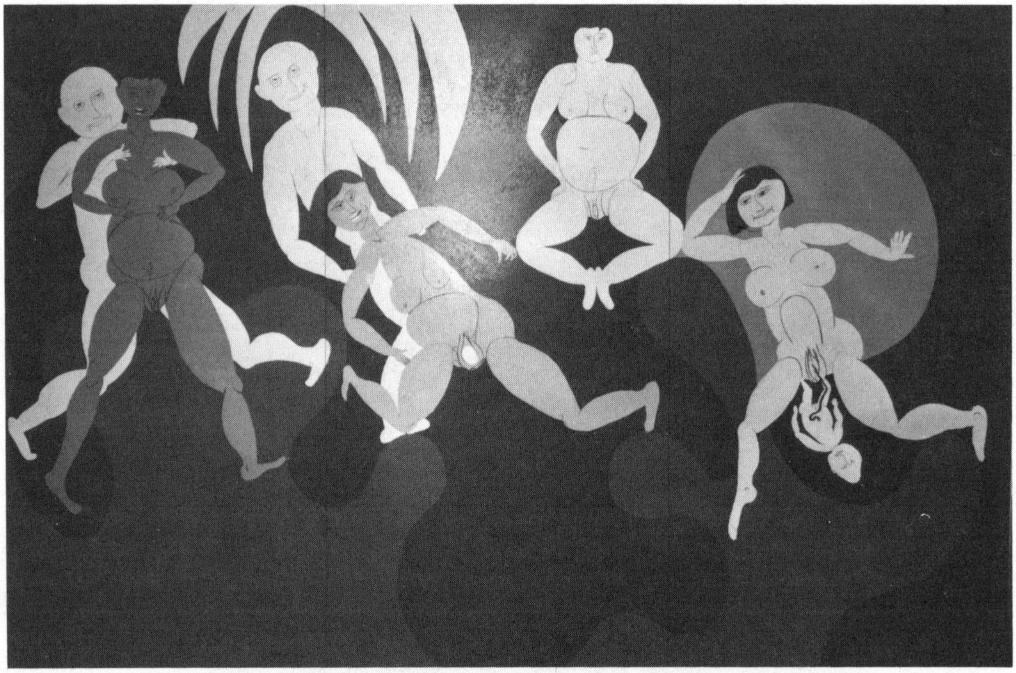

Die Wandmalerei im Versammlungsraum, geschaffen von einem Vater, dessen Baby in Pithiviers geboren ist

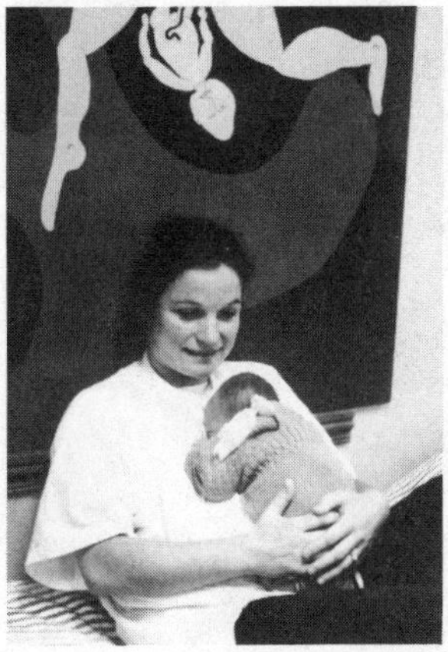

Schluß

Bei einer Quizsendung im französischen Radio wurde den Teilnehmern folgende Frage gestellt: »Was ist das Besondere bei Geburten in Pithiviers?« Das war keine leichte Frage. Selbst ich hätte Schwierigkeiten gehabt, die richtige Antwort in einem Satz auszudrücken. Die »richtige« Antwort sollte lauten: »Frauen gebären in der Hocke.« Gut, doch gab es eine Menge anderer möglicher Antworten: die besondere Rolle der Hebammen, ausgedehnter Mutter-Kind-Kontakt, das Baden der Neugeborenen, die Singgruppen, gedämpftes Licht, Musik, Wasserbekken zur Entspannung.

Doch Pithiviers ist mehr als die Summe seiner Einzelmerkmale. Es steht für eine Einstellung, für den Glauben an die Instinktfähigkeiten des Menschen und an das innere Wissen der Frauen über Geburt. In Pithiviers wird die Geburt als sexuelle Erfahrung bejaht, Spontaneität und vor allem Handlungsfreiheit werden gefördert. Eine Schwangere kann so oft oder so selten zu uns auf die Entbindungsstation kommen, wie sie mag.

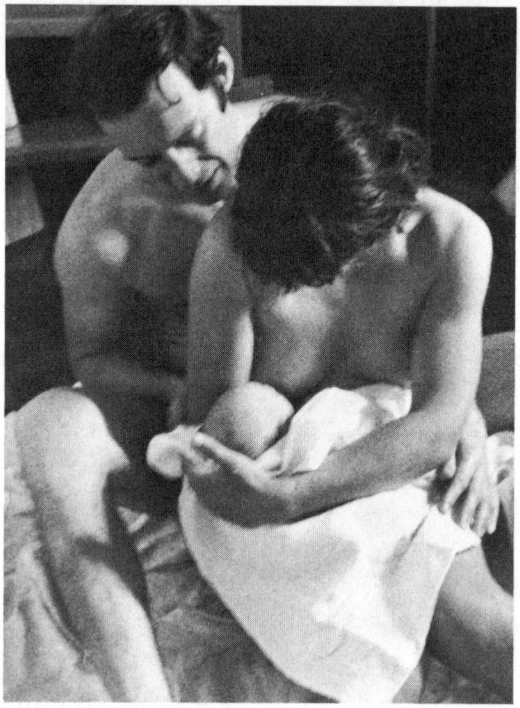

Sie hat die Freiheit, jede Form der Vorbereitung abzulehnen, die vorgibt, ihr das Gebären »beizubringen«. Sie hat während der Wehen und der Geburt völlige Bewegungsfreiheit. In der ungestörten Atmosphäre des Geburtszimmers können die Paare sich völlig ungezwungen verhalten.

Solche Freiheiten in einer Institution zuzulassen ist kein leichtes und auch kein alltägliches Unterfangen. Die Begriffe »Handlungsfreiheit« und »Institution« scheinen schon von ihrer Definition her unvereinbar zu sein. Doch wie unsere Erfahrungen gezeigt haben, läßt sich viel mehr erreichen, als gewöhnlich überhaupt versucht wird. Im Idealfall können Institutionen tatsächlich ein Gemeinschaftsgefühl bieten.

In unserem Bemühen, eine Geburtsumgebung zu schaffen, in der die Mütter sich frei fühlen können, müssen wir unsere Rolle als Experten immer wieder hinterfragen. Experten allgemein und medizinisches Fachpersonal im besonderen hemmen die werdenden Eltern in ihrem Verhalten oft sehr viel mehr als gewöhnliche Laien. Wir in Pithiviers versuchen, so diskret wie möglich zu sein, nicht im Weg zu stehen und im Hintergrund zu bleiben, lediglich dafür zu sorgen, daß nichts Unnormales passiert. Unser Vorgehen und unsere Einstellung stellen zwar eine Herausforderung der gängigen geburtshilflichen Überzeugungen und Praktiken dar, doch selbst gemessen an traditionellen geburtshilflichen Richtwerten wie Säuglings- und Müttersterblichkeitszahlen und Morbiditätsraten ist Pithiviers unserer Meinung nach ein Erfolg. Zum Beispiel entfielen zwischen dem 15. Januar 1982 und dem 30. Juni 1983 auf 1402 Geburten 93 Kaiserschnitte (6,6 Prozent), 73 Saugglockengeburten (5,2 Prozent), 84 Dammschnitte (6 Prozent), 13 manuelle Plazentalösungen (0,9 Prozent), 10 perinatale Todesfälle (0,7 Prozent, d. h. 7,1 pro tausend Geburten) und 22 Trennungen von Mutter und Kind (1,5 Prozent) wegen Überweisung in eine spezielle Kinderklinik oder eine Säuglingsintensivstation.

Im Verlauf der letzten zehn Jahre hat sich Pithiviers von einer herkömmlichen Entbindungsklinik in einem ländlichen Einzugsbereich zu so etwas wie einem internationalen Geburtszentrum entwickelt, zu einem Sammelpunkt der neuen Bewegung, die für eine Veränderung der Geburtsbedingungen plädiert. Nicht nur in Pithiviers, sondern auch an vielen anderen Orten auf der ganzen Welt hat die Idee, die Geburt zu humanisieren, sehr viel Auftrieb bekommen. Oft haben sich diese kleinen vereinzelten Zentren der Innovation ganz auf die persönlichen anstatt auf die technischen oder medizinischen Gesichtspunkte der Geburt konzentriert. Beteiligt waren daran Menschen, die sich außerhalb der allgemeinen Entwicklung der westlichen Medizin befinden und die das Bedürfnis nach einer ganzheitlichen, mehr spirituell geprägten Einstellung zur Gesundheit verspürten, außerdem solche Menschen, die an den therapeutischen Möglichkeiten von Berührung, Geräuschen, Musik, Licht, Farbe und Wasser interessiert waren. Auch Anthropologen, Psychotherapeuten, Soziologen, Ökologen und Geburtsvorbereiterinnen zeigten sich engagiert. Gleichzeitig forderten Hebammen und Kinderärzte auf der ganzen Welt, den wirklichen Bedürfnissen von Müttern und Neugeborenen mehr Aufmerksamkeit zu schenken, und wiesen darauf hin, wie diese Bedürfnisse von den Ärzten ignoriert oder vergessen worden waren. Neben diesen fachlich Interessierten stellten Vertreter von Interessengruppen und engagierte Frauen und Männer die herkömmlichen medizinischen Geburtspraktiken und Einstellungen in Frage und setzten sich für Veränderungen ein. Diese verschiedenen Gruppen verständigen sich heute immer intensiver miteinander. Trotz der großen geographischen Entfernungen haben sie ein starkes weltweites Netzwerk geschaffen, so daß eine Verbindung zwischen Vorkämpfern für eine neue Geburtshilfe in Europa, Nordamerika, Südamerika, Neuseeland, Australien und Japan entstanden ist. Pithiviers hat bei der Entstehung dieses internationalen Netzwerks eine wichtige Rolle gespielt und besitzt hierbei weiterhin eine Schlüsselfunktion. Während der vergangenen zehn Jahre haben sich in Pithiviers Eltern, Hebammen, im Gesundheitswesen Tätige und Vertreter der Alternativmedizin aus der ganzen Welt zusammengefunden, um über ihre Arbeit zu reden und sich ihre Ideen mitzuteilen. Fernsehteams und Journalisten aus Frankreich, Deutschland, England, Australien und Japan sind in unsere Klinik gekommen, um uns und die Frauen, die hier gebären, zu filmen und zu interviewen. Eine der grundlegenden Aufgaben Pithiviers scheint es zu sein, als Katalysator für ein begeisterndes neues Gewahrwerden zu fungieren, und Freunde und Besucher helfen uns bei der Verbreitung dieser neuen Ideen.

Doch birgt dieses neue Bewußtsein auch sein eigenes Dilemma in sich. Wie zum Beispiel läßt sich die paradoxe Situation aufheben, daß wir uns auf die Wissenschaft und medizinisches Fachpersonal als Helfer verlassen, um die natürlichen Fähigkeiten der Frauen oder den natürlichen Bindungsvorgang zwischen Babys und ihren Müttern wiederzuentdecken und zu fördern? Wo hat ein Mann seinen Platz in einer Bewegung, die den Frauen ihre Geburtserfahrung zurückgeben möchte? Diese Fragen beschäftigen mich. Gegenwärtig erwäge ich ernstlich, mich aus der Geburtshilfe zurückzuziehen, und zwar zu einem Zeitpunkt, zu dem männliche Geburtshelfer gut daran täten, nach und nach zurückzutreten und die Geburt wieder an die Frauen abzugeben.

Die chronische Krise in der Geburtshilfe mit jahrhundertelanger Entstehungsgeschichte hat jetzt ein akutes Stadium erreicht. Die Umwälzung, die so viele von uns anstreben, wird nicht von den Geburtshilfeexperten oder überhaupt vom medizinischen Berufsstand herbeigeführt werden. Das soll nicht heißen, daß Wissenschaft und Medizin zukünftig keinen Beitrag mehr zu leisten haben. Zum Beispiel ist in den kommenden Jahren damit zu rechnen, daß der technische Fortschritt die Verwendung drahtloser Herztonüberwachung ermöglicht, so daß es keinen Vorwand zur Störung des Geburtsablaufs gibt, weil wichtige Informationen benötigt werden. Auch Fortschritte in Wissenschaftsbereichen wie der Neurophysiologie können, trotzdem sie scheinbar nichts mit Geburtshilfe zu tun haben, ihren Beitrag zu der Umwälzung liefern. Ich glaube, daß das Wesen der Wehen und der Geburt zunehmend als unwillkürlicher Gehirnvorgang verstanden wird, der erfolgreich von denen erforscht werden könnte, die sich mit physiologischen Bewußtseinsveränderungen wie Schlaf und Orgasmus beschäftigen. Doch die, die bei dieser Umwälzung am meisten bewirken, sind die Frauen selbst.

Wie Frauen gebären und wie Kinder geboren werden, hängt eng damit zusammen, aus welcher Sicht wir Natur, Wissenschaft, Gesundheit, Medizin, Handlungsfreiheit und menschliche Beziehungen – besonders zwischen Mann und Frau – betrachten. Zur Verwirklichung unseres ehrgeizigen Vorhabens, Geburt wieder zu einem menschlich und weiblich bestimmten Ereignis werden zu lassen, verwenden wir sehr einfache Mittel. Tatsächlich bezeichnen die ortsansässigen Frauen, die in unserer Klinik geboren haben, unsere Art des Vorgehens einfach als gesunden Menschenverstand. Diese Frauen halten unsere Vorgehensweise für so selbstverständlich, daß sie sich nicht vorstellen können, was all die vielen Besucher und Kamerateams hier machen. Ihr Erstaunen gibt zu denken.

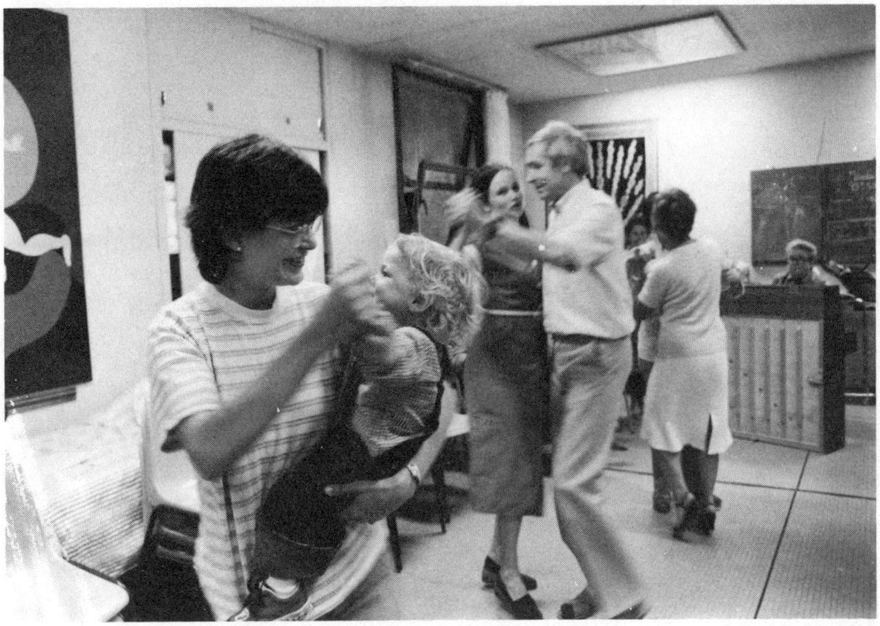